Kohlhammer

Rat + Hilfe

Fundiertes Wissen für Betroffene, Eltern und Angehörige – Medizinische und psychologische Ratgeber bei Kohlhammer

Eine Übersicht aller lieferbaren und im Buchhandel angekündigten Ratgeber aus unserem Programm finden Sie unter:

 https://shop.kohlhammer.de/rat+hilfe

Die Autoren

Jakob C. Terhaag erkrankte 1982 an zunächst episodischem Clusterkopfschmerz, der 1994 diagnostiziert wurde, 2003 eine chronische Verlaufsform annahm und 2006 wieder zurück nach episodisch wechselte. Seit März 2013 ist er attackenfrei. Ramona Geupert leidet seit 2017 an einem von Beginn an chronischem Clusterkopfschmerz, der zum Glück bereits nach fünf Wochen diagnostiziert wurde. Zusätzlich leidet sie an einer chronischen Migräne. Johanna Simon leidet seit 2010 an chronischem Clusterkopfschmerz, der 2013 diagnostiziert wurde. Andrea Sommer-Fackler leidet seit 36 Jahren an zunächst episodischen, seit 2018 chronischen Clusterkopfschmerz. Ihre Diagnose erhielt sie 2010.
Die Autoren sind seit vielen Jahren im »Bundesverband der Clusterkopfschmerz-Selbsthilfe-Gruppen (CSG) e.V.« aktiv.

Prof. Dr. med. Dipl.-Psych. Matthias Keidel, Priv.-Doz. Dr. med. Charly Gaul und Dr. med. Christoph Berwanger standen als Fachärzte für Neurologie bei der Erstellung des Manuskripts beratend zur Seite und haben die Inhalte fachlich geprüft.

Jakob C. Terhaag
Ramona Geupert
Johanna Simon
Andrea Sommer-Fackler

Clusterkopfschmerz:
99 Fragen und Antworten

Verlag W. Kohlhammer

Dieses Werk einschließlich aller seiner Teile ist urheberrechtlich geschützt. Jede Verwendung außerhalb der engen Grenzen des Urheberrechts ist ohne Zustimmung des Verlags unzulässig und strafbar. Das gilt insbesondere für Vervielfältigungen, Übersetzungen und für die Einspeicherung und Verarbeitung in elektronischen Systemen.
Pharmakologische Daten verändern sich ständig. Verlag und Autoren tragen dafür Sorge, dass alle gemachten Angaben dem derzeitigen Wissensstand entsprechen. Eine Haftung hierfür kann jedoch nicht übernommen werden. Es empfiehlt sich, die Angaben anhand des Beipackzettels und der entsprechenden Fachinformationen zu überprüfen. Aufgrund der Auswahl häufig angewendeter Arzneimittel besteht kein Anspruch auf Vollständigkeit.

Die Wiedergabe von Warenbezeichnungen, Handelsnamen und sonstigen Kennzeichen berechtigt nicht zu der Annahme, dass diese frei benutzt werden dürfen. Vielmehr kann es sich auch dann um eingetragene Warenzeichen oder sonstige geschützte Kennzeichen handeln, wenn sie nicht eigens als solche gekennzeichnet sind.

Es konnten nicht alle Rechtsinhaber von Abbildungen ermittelt werden. Sollte dem Verlag gegenüber der Nachweis der Rechtsinhaberschaft geführt werden, wird das branchenübliche Honorar nachträglich gezahlt.

Dieses Werk enthält Hinweise/Links zu externen Websites Dritter, auf deren Inhalt der Verlag keinen Einfluss hat und die der Haftung der jeweiligen Seitenanbieter oder -betreiber unterliegen. Zum Zeitpunkt der Verlinkung wurden die externen Websites auf mögliche Rechtsverstöße überprüft und dabei keine Rechtsverletzung festgestellt. Ohne konkrete Hinweise auf eine solche Rechtsverletzung ist eine permanente inhaltliche Kontrolle der verlinkten Seiten nicht zumutbar. Sollten jedoch Rechtsverletzungen bekannt werden, werden die betroffenen externen Links soweit möglich unverzüglich entfernt.

1. Auflage 2024

Alle Rechte vorbehalten
© W. Kohlhammer GmbH, Stuttgart
Gesamtherstellung: W. Kohlhammer GmbH, Stuttgart

Print:
ISBN 978-3-17-044331-0

E-Book-Formate:
pdf: ISBN 978-3-17-044332-7
epub: ISBN 978-3-17-044333-4

Förderer

Die Erstellung dieses Buchs wurde dankenswerter Weise gefördert vom Dachverband der BKK Krankenkasse.

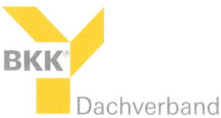

Der Bundesverband der Clusterkopfschmerz-Selbsthilfe-Gruppen (CSG) e.V. setzt sich seit über 20 Jahren für die Belange der Clusterkopfschmerz-Patienten ein.

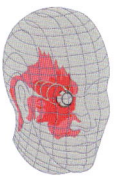

Umweltfreundlich hergestellt auf FSC-zertifiziertem Recyclingpapier aus verantwortungsvollen Quellen.

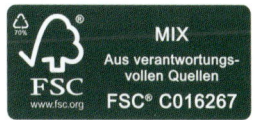

Inhalt

Förderer **5**

Vorwort **13**

Einleitung **15**

I **Wie und wo sind Kopfschmerzen definiert?** **17**
1. Wie werden Kopfschmerzen klassifiziert? 17
2. Welche primären Kopfschmerzarten sind definiert? 18
3. Welche weiteren Kopfschmerzarten sind definiert? 18
4. Wie sind die trigemino-autonomen Kopfschmerzen aufgeschlüsselt? 19
5. Sind Männer wirklich häufiger betroffen als Frauen? 21
6. Handelt es sich beim Clusterkopfschmerz um eine moderne Zivilisationskrankheit? 21
7. Wann gilt ein Clusterkopfschmerz als »episodisch«? 22
8. Wann gilt ein Clusterkopfschmerz als »chronisch«? 23
9. Gibt es »Vorzeichen« für eine beginnende Attacke? 23

II **Clusterkopfschmerz – welche Therapiemöglichkeiten stehen zur Verfügung?** **25**
10. Sauerstoff wirkt! – Warum und wie? 25
11. Gibt es Triptan-Injektionen auch in geringerer Dosierung als 6 mg? 26
12. Kann mit Ketamin der Clusterkopfschmerz therapiert werden? 26

	13. Sind Triptane auch vorbeugend einsetzbar?	27
	14. Kann der Clusterkopfschmerz operativ behandelt werden?	28
	15. Was ist eine DBS/THS?	28
	16. Was ist eine ONS?	29
	17. Was ist eine SPG-Stimulation?	29
	18. Was ist eine SCS?	30
	19. Was ist eine tVNS?	31
	20. Wie wirken die elektrischen Stimulationsverfahren?	32
III	**Die Suche nach einem geeigneten Arzt**	**33**
	21. Welcher Arzt ist geeignet, meinen Clusterkopfschmerz zu diagnostizieren und zu behandeln?	33
	22. Was mache ich, wenn mein Arzt nicht weiter weiß?	34
	23. Was ist ein CCC?	34
	24. Welche Clusterkopfschmerz-Competence-Center gibt es derzeit?	35
	25. Gibt es auch Empfehlungen für eine Reha-Maßnahme?	36
	26. Macht eine Reha-Maßnahme beim Clusterkopfschmerz überhaupt Sinn?	37
	27. Kann Clusterkopfschmerz rehabilitiert werden?	38
IV	**Clusterkopfschmerz und die Behörden im Gesundheits- und Sozialsystem**	**39**
	28. Ist der episodische Clusterkopfschmerz eine chronische Erkrankung?	39
	29. Was besagt die Festbetragsregelung?	40
	30. Wer oder was ist der G-BA?	40
	31. Was ist der »Off-Label-Use«?	41
	32. Unterliegt »Verapamil« den Beschränkungen des sogenannten Off-Label-Use?	42
	33. Warum gibt es kein Methysergid mehr?	42
	34. Was ist eine »Behinderung«	43

35.	Was ist eine »Schwerbehinderung«?	44
36.	Welche Vorteile habe ich von einer anerkannten Schwerbehinderung?	44
37.	Welche Nachteilsausgleiche stehen einem Schwerbehinderten zu?	45
38.	Was sind »Merkzeichen«?	46
39.	Ist Clusterkopfschmerz eine Behinderung?	47
40.	Kann Clusterkopfschmerz eine Schwerbehinderung sein?	47
41.	Stehen mir beim Clusterkopfschmerz Merkzeichen zu?	47

V Besondere Gruppen innerhalb der Clusterkopfschmerz-Patienten ... 49

42.	Welche Therapieoptionen stehen für Senioren mit Clusterkopfschmerz zur Verfügung?	49
43.	Welche Therapieoptionen stehen für Schwangere mit Clusterkopfschmerz zur Verfügung?	50
44.	Welche Therapieoptionen stehen für Kinder und Jugendliche mit Clusterkopfschmerz zur Verfügung?	51
45.	Gibt es spezielle Angebote für diese Gruppen?	51

VI Neue Therapieansätze ... 53

46.	Welche neuen Wirkstoffe haben Potenzial für die Behandlung des Clusterkopfschmerzes?	53
47.	Was ist CGRP?	53
48.	Welchen Einfluss hat CGRP auf den Clusterkopfschmerz?	54
49.	Wie kann der Einfluss des CGRPs gemindert werden?	54
50.	Welche Wirkstoffe/Medikamente, die auf das CGRP-Molekül bzw. den Rezeptor gerichtet sind, existieren bereits?	55
51.	Wie unterscheiden sich diese Medikamente?	56
52.	Wie und wie oft müssen sie verabreicht werden?	56

53.	Was sind Gepante?	56
54.	Können Gepante für den Clusterkopfschmerz eingesetzt werden?	57
55.	Was sind Ditane?	58
56.	Können Ditane gegen den Clusterkopfschmerz eingesetzt werden?	58

VII Fragwürdige Therapieansätze — 59

57.	Kann Botox beim Clusterkopfschmerz für eine deutliche Linderung sorgen?	59
58.	Was ist der Placeboeffekt?	60
59.	Gibt es beim Clusterkopfschmerz den sogenannten Placeboeffekt?	60
60.	Kann durch eine sogenannte Prismenbrille das Clusterkopfschmerz-Geschehen verbessert werden?	61
61.	Ist die Anwendung von Cannabis eine gangbare Therapie, den Clusterkopfschmerz zu behandeln?	62
62.	Kann Cannabis einen Rebound-Effekt auslösen?	62
63.	Können »Magic Mushrooms« hilfreich sein?	63
64.	Kann man mit Akupunktur dem Schmerz beikommen?	63
65.	Kann mit »Elektro-Akupunktur« der Clusterkopfschmerz gemildert werden?	64
66.	Können »Globuli« respektive die Homöopathie den Clusterkopfschmerz verbessern?	65
67.	Welche weiteren wirkungslosen Therapieansätze sind bekannt?	65

VIII Psychische Begleiterkrankungen zum Clusterkopfschmerz — 67
Federführend: Ramona Geupert

68.	Ist man mit Clusterkopfschmerz psychisch krank?	67
69.	Was sind »typische« psychische Begleiterkrankungen?	67
70.	Was bedeutet Clusterkopfschmerz psychisch für die Angehörigen?	68

Inhalt

71.	Was kann man prophylaktisch für seine Psyche tun?	69
72.	Welche fachliche Unterstützung kann ich in Anspruch nehmen?	69
73.	Was bedeutet es für Eltern von Kindern mit Clusterkopfschmerzen?	70
74.	Ist ein psychosomatischer Klinikaufenthalt sinnvoll/ratsam?	71
75.	Welche psychischen Herausforderungen betreffen insbesondere Jugendliche?	71
76.	Welche psychischen Herausforderungen betreffen insbesondere junge Erwachsene?	72

IX Berufliche Aspekte im Zusammenhang mit Clusterkopfschmerz ... 73

77.	Kann der Clusterkopfschmerz-Patient seinem Beruf weiterhin nachgehen?	73
78.	Wie offen kann/soll man mit der Erkrankung im beruflichen Umfeld umgehen?	74
79.	Beeinflussen meine Medikamente meine Arbeitsfähigkeit/Aufmerksamkeit?	74

X Private Aspekte im Zusammenhang mit Clusterkopfschmerz ... 77

80.	Ist das Familienleben durch den Clusterkopfschmerz eingeschränkt?	77
81.	Was können die Angehörigen dagegen unternehmen?	78
82.	Soll man (kleine) Kinder an die Krankheit heranführen?	78
83.	Wie sind die anderen Familienmitglieder einzubeziehen?	79
84.	Ist die Teilnahme am Vereinsleben möglich?	80
85.	Ist eine ungehinderte Teilnahme am kulturellen Leben möglich?	81

	86.	Ist ein spontaner Urlaubsflug (»Last Minute«) realisierbar?	81
	87.	Wie soll ich mich in öffentlichen Verkehrsmitteln bei einer Attacke verhalten?	82
	88.	Soll ich meine Erkrankung verheimlichen?	83
XI	**Was bietet die Selbsthilfe?**		**85**
	89.	Was können Selbsthilfegruppen leisten?	85
	90.	Gibt es spezielle Selbsthilfegruppen für Clusterkopfschmerz?	86
	91.	Macht es Sinn, mich in einer Selbsthilfegruppe aktiv zu engagieren?	86
XII	**Welche Fragen bewegen junge Menschen mit Clusterkopfschmerz? Fragen der Jungen-CSG**		**89**
	Federführend: Johanna Simon		
	92.	Was ist die »Junge-CSG«?	89
	93.	Diagnose und jetzt? Du hast eine gesicherte Diagnose, fragst dich jetzt, wie es weiter geht?	90
	94.	Schule/Studium/Ausbildung mit Clusterkopfschmerz?	90
	95.	Wie gehe ich mit dem Clusterkopfschmerz und meiner Familie um?	90
	96.	Wie gehe ich mit Clusterkopfschmerz und meinem Partner um?	91
	97.	Clusterkopfschmerz und Sexualität: Kinderwunsch – ist das möglich?	92
	98.	Wie gehe ich mit Clusterkopfschmerz und meinem Freundeskreis um?	92
	99.	Clusterkopfschmerz und Sport/Hobbys – geht das?	93

Hinweis **95**

Danksagung **97**

Stichwortverzeichnis **99**

Vorwort

Die überwiegende Zahl der Bücher, die sich dem Clusterkopfschmerz widmen, sind medizinische Fachbücher, die sich an Mediziner wenden und die in aller Regel für Laien eher unverständlich sind. Eine der wenigen Ausnahmen bildet da zum Beispiel das Buch von Hartmut Göbel: »Erfolgreich gegen Kopfschmerz und Migräne«. Mit drei Ausnahmen existiert allerdings kein Buch im deutschsprachigen Raum, das sich ausschließlich dem Clusterkopfschmerz widmet.

Das ist zum einen das Buch von Rafael Häusler »Schmerz frisst Seele«, das eher eine individuelle, persönliche, sehr eindrückliche Leidensbeschreibung darstellt.

Zum anderen »Clusterkopfschmerz – 100 Fragen, 100 Antworten« von Harald Müller, das insbesondere Aufklärung betreibt und Informationen verbreiten will. Wie bereits in der Einleitung erläutert, finden die Autoren diesen Ansatz als den für das vorliegende Werk richtigen, um auf neue Entwicklungen, neue Fragen und neue Antworten einzugehen.

Ganz neu ist das Buch von Timo Klan, Charly Gaul und Anna Lena Guth: »Clusterkopfschmerz – trigemino-autonome Kopfschmerzen wirksam behandeln und vorbeugen«.

Die Autoren hoffen, dass mit dem vorliegenden Buch das Verständnis für diese Erkrankung, insbesondere im Kreis der Betroffenen und deren Angehörigen, vergrößert wird.

Natürlich können in diesem Rahmen nicht alle auftretenden Fragen beantwortet werden. Insbesondere solche, die sich mit individuellen Problemen befassen, wird Ihr Arzt Ihnen sicherlich gerne und ausführlich beantworten.

Wenn Ihnen noch allgemeingültige Fragen in den Sinn kommen, schicken Sie diese bitte an die Autoren, die gerne daraus ein weiteres Buch erstellen werden, wenn genug Fragen vorliegen.

Korrespondenzadresse:
CSG e.V.
Clemensstr. 37
52525 Waldfeucht

Einleitung

In Anlehnung an das vor rund 20 Jahren erschienene Buch »Clusterkopfschmerz – 100 Fragen, 100 Antworten« von Harald Müller haben die Autoren des vorliegenden Werks beschlossen, ein weiteres Werk zur Aufklärung von Clusterkopfschmerz-Patienten aufzulegen.

Das bewährte Schema von Frage und Antwort wurde ganz bewusst übernommen, um ein schnelles Auffinden einer Antwort auf eine gestellte Frage zu finden. In Anbetracht der Weiterentwicklung der letzten Jahre mussten einige wenige Fragen aus dem Vorgängerwerk erneut aufgenommen und aktualisiert beantwortet werden. Die weiteren dort bereits gegebenen Antworten haben weitestgehend nach wie vor Geltung und werden hier nicht erneut behandelt.

Das vorliegende Buch ist kein wissenschaftliches Werk, sondern ein von Laien für Laien, von Betroffenen für Betroffene, von Angehörigen für Angehörige geschriebenes Buch. Dennoch wurde viel Wert auf wissenschaftlich fundiertes Wissen gelegt. Selbstverständlich ersetzt dieses Buch keinen Arztbesuch und auch keine ärztlich verordnete Therapie. Dieses Buch kann auch keinen Anspruch auf Vollständigkeit erheben, da individuell immer wieder neue Fragen aufkommen, die nicht alle berücksichtigt werden können. Die hier besprochenen Themen ergeben sich in erster Linie aus Fragen, die im Laufe der Zeit aus der Mitgliederschaft der CSG e.V., aus den regionalen Selbsthilfegruppen oder auch aus vielen weiteren Gesprächen heraus auf die Autoren zukamen.

I Wie und wo sind Kopfschmerzen definiert?

1. Wie werden Kopfschmerzen klassifiziert?

1988 gab die Internationale Kopfschmerzgesellschaft (IHS) die erste »Internationale Klassifikation der Kopfschmerzerkrankungen (ICHD)« heraus.

Eine ganz grundlegende Einteilung ist die Unterscheidung zwischen primären und sekundären Kopfschmerzen. Sekundäre Kopfschmerzen sind Folge einer anderen zugrundeliegenden Störung. Das kann, um nur einige wenige Beispiele zu nennen, ein Trauma sein (z. B. das Anstoßen des Kopfes an einen harten Gegenstand), ein übermäßiger Genuss bestimmter Stoffe (z. B. übermäßiger Alkoholgenuss am Vorabend) oder auch ein zu geringer Konsum bestimmter Stoffe (z. B. Koffeinentzug), aber auch reguläre Erkrankungen können Kopfschmerz zur Folge haben (z. B. grippaler Infekt).

Beim primären Kopfschmerz gibt es keine Grundproblematik, die den Kopfschmerz auslöst; hier ist der Kopfschmerz selbst die eigentliche Erkrankung, auch wenn genetische und andere Faktoren das Auftreten der Erkrankung begünstigen können.

2. Welche primären Kopfschmerzarten sind definiert?

Nach der dritten Auflage der ICHD (ICHD III) sind als primäre Kopfschmerzen definiert:

Teil eins: Primäre Kopfschmerzerkrankungen

1. Migräne
2. Kopfschmerz vom Spannungstyp
3. trigemino-autonome Kopfschmerzerkrankungen (TAK)
4. andere primäre Kopfschmerzerkrankungen

Jede der genannten Gruppen ist weiter differenziert und untergliedert. Der Clusterkopfschmerz gehört in die »Gruppe 3: trigemino-autonome Kopfschmerzerkrankungen (TAK)«.

3. Welche weiteren Kopfschmerzarten sind definiert?

Nach ICHD III sind sekundäre Kopfschmerzen definiert als:

Teil zwei: Sekundäre Kopfschmerzerkrankungen

1. Kopfschmerz zurückzuführen auf eine Verletzung oder ein Trauma des Kopfes und/oder der HWS
2. Kopfschmerz zurückzuführen auf Gefäßstörungen im Bereich des Kopfes und/oder des Halses

3. Kopfschmerz zurückzuführen auf nichtvaskuläre intrakranielle Störungen
4. Kopfschmerz zurückzuführen auf eine Substanz oder deren Entzug
5. Kopfschmerz zurückzuführen auf eine Infektion
6. Kopfschmerz zurückzuführen auf eine Störung der Homöostase
7. Kopf- oder Gesichtsschmerz zurückzuführen auf Erkrankungen des Schädels sowie von Hals, Augen, Ohren, Nase, Nebenhöhlen, Zähnen, Mund oder anderen Gesichts- oder Schädelstrukturen
8. Kopfschmerz zurückzuführen auf psychiatrische Störungen

Teil drei: Schmerzhafte Läsionen der Hirnnerven und andere Gesichtsschmerzen

1. Schmerzhafte Läsionen der Hirnnerven und andere Gesichtsschmerzen
2. Andere Kopfschmerzerkrankungen

Auch diese sind jede für sich noch weiter unterteilt.

4. Wie sind die trigemino-autonomen Kopfschmerzen aufgeschlüsselt?

3.1   Clusterkopfschmerz
3.1.1   Episodischer Clusterkopfschmerz
3.1.2   Chronischer Clusterkopfschmerz
3.2   Paroxysmale Hemikranie
3.2.1   Episodische paroxysmale Hemikranie
3.2.2   Chronische paroxysmale Hemikranie
3.3   Short-lasting unilateral neuralgiform headache attacks
3.3.1   Short-lasting unilateral neuralgiform headache attacks with conjunctival injection and tearing (SUNCT-Syndrom)
3.3.1.1   Episodisches SUNCT-Syndrom

I Wie und wo sind Kopfschmerzen definiert?

3.3.1.2 Chronisches SUNCT-Syndrom
3.3.2　 Short-lasting unilateral neuralgiform headache attacks with cranial autonomic symptoms (SUNA-Syndrom)
3.3.2.1 Episodisches SUNA-Syndrom
3.3.2.2 Chronisches SUNA-Syndrom
3.4　　 Hemicrania continua
3.4.1　 Hemicrania continua mit remittierendem Verlauf
3.4.2　 Hemicrania continua mit nicht remittierendem Verlauf

Unter 3.5 sind die »wahrscheinlichen« entsprechenden Kopfschmerzerkrankungen aufgelistet. »Wahrscheinlich« sind die Kopfschmerzattacken, die am ehesten den *3. trigemino-autonomen Kopfschmerzerkrankungen* zugeordnet werden können, bei denen aber ein Symptom fehlt, welches erforderlich ist, um sämtliche Kriterien eines der oben kodierten Typen oder Subtypen zu erfüllen und die nicht alle Kriterien einer anderen Kopfschmerzerkrankung erfüllen.

3.5　　 Wahrscheinliche trigemino-autonome Kopfschmerzerkrankung

3.5.1　 Wahrscheinlicher Clusterkopfschmerz

3.5.2　 Wahrscheinliche paroxysmale Hemikranie

3.5.3　 Wahrscheinliche Short-lasting unilateral neuralgiform headache attacks

3.5.4　 Wahrscheinliche Hemicrania continua

5. Sind Männer wirklich häufiger betroffen als Frauen?

Vor rund 20 Jahren ging man davon aus, dass Männer etwa 4–6-mal häufiger am Clusterkopfschmerz leiden als Frauen. In den letzten Jahren scheinen sich die Zahlen jedoch immer weiter anzunähern. In der Fachliteratur geht man inzwischen davon aus, dass das Geschlechterverhältnis gegen 1:1 tendiert. Ein Grund für diese Verschiebung wird in einer verbesserten Diagnostik vermutet. Während es früher oft hieß: »Frau plus Kopfschmerz gleich Migräne – der Nächste bitte«, wird zwischenzeitlich durch verstärkte Aufklärung genauer hingesehen und auch die vom Clusterkopfschmerz betroffenen Frauen werden richtig diagnostiziert.

Auch scheint es so zu sein, dass sich innerhalb der Altersgruppen eine ungleiche Geschlechtsverteilung findet, Frauen mit spätem Erkrankungsbeginn z. B. ein höheres Risiko haben, einen chronischen Verlauf zu erleiden.

6. Handelt es sich beim Clusterkopfschmerz um eine moderne Zivilisationskrankheit?

Nein. Bereits seit vielen Hundert Jahren sind Beschreibungen der Clusterkopfschmerzattacken in der einschlägigen Fachliteratur bekannt, z. B. von Nicolaes Tulp (1593–1674), Thomas Willis (1621–1675) oder – die wohl bekannteste Beschreibung – von Gerhard van Swieten (1700–1772).

Erst seit Mitte des 20. Jahrhunderts gilt die Bezeichnung »Clusterkopfschmerz« als die gültige Benennung dieses Krankheitsbildes. Durch viele vorher gebräuchliche Namen entstand jedoch eine große Verwirrung, die einer einheitlichen Diagnose und Therapie im Wege stand.

I Wie und wo sind Kopfschmerzen definiert?

So sind neben vielen weiteren die nachstehenden Bezeichnungen – teilweise noch heute – weit verbreitet: Bing-Horton-Neuralgie, Neuralgie nach Harris, Erythroprosopalgie, Histaminkopfschmerz u. a.

Erst 1988 wurde eine global gültige Definition der Kopfschmerzerkrankungen verfasst, die in den Jahren 2004 in der 2. und 2013 zunächst als sog. III-Beta-Version, 2018 dann in der aktuell gültigen Fassung in der 3. Auflage überarbeitet wurde und derzeit über 360 unterschiedliche Kopfschmerzerkrankungen definiert.

7. Wann gilt ein Clusterkopfschmerz als »episodisch«?

Eine sogenannte Episode dauert zwischen wenigen Tagen und einem Jahr. In dieser Zeit treten zwischen einmal alle zwei Tage und bis zu acht Mal pro Tag die einzelnen Attacken auf. Im Durchschnitt dauert eine Episode etwa 8–12 Wochen. Abgelöst wird sie dann von der Remissions-Phase, in der keine Attacken auftreten (und in der – nebenbei bemerkt – auch die »Trigger« keine Attacken auslösen).

Werden die Episoden über zwölf Monate von einer schmerzfreien Zeit von wenigstens drei Monaten Dauer unterbrochen, spricht man vom episodischen Clusterkopfschmerz.

Etwa 80 % der Betroffenen leiden an der episodischen Form.

Die Abgrenzung von »drei Monaten« ist gegenüber dem Vorgängerwerk neu. In der ersten Ausgabe der ICHD war noch von »14 Tagen« die Rede, in der zweiten Auflage wurde dieser Grenzwert auf »ein Monat« erweitert, bevor 2018 mit der ICHD-III die Abgrenzung mit »drei Monaten« definiert wurde.

8. Wann gilt ein Clusterkopfschmerz als »chronisch«?

Wenn die Attacken-Phase (= Episode) länger als zwölf Monate andauert und nicht von einer schmerzfreien Phase (»Remission«) von wenigstens drei Monaten Dauer unterbrochen wurde, spricht man vom chronischen Clusterkopfschmerz.

Im Laufe der Erkrankung kann ein zunächst episodischer Clusterkopfschmerz in eine chronische Form übergehen. Umgekehrt kann auch ein chronischer wieder zu einem episodischen Clusterkopfschmerz werden.

Die Abgrenzung von »drei Monaten« ist gegenüber dem Vorgängerwerk neu. In der ersten Ausgabe der ICHD war noch von »14 Tagen« die Rede, in der zweiten Auflage wurde dieser Grenzwert auf »ein Monat« erweitert, bevor 2018 mit der ICHD-III die Abgrenzung mit »drei Monaten« definiert wurde.

9. Gibt es »Vorzeichen« für eine beginnende Attacke?

Einige Patienten berichten, dass sie von entsprechenden Vorboten auf eine bevorstehende Attacke hingewiesen werden. Dann sind meist nur noch wenige Minuten Zeit, bevor der Schmerz einsetzt.

Die Vorzeichen sind so vielfältig wie die individuellen Auswirkungen des Clusterkopfschmerzes.

Es können beispielsweise auftreten:

- Nervosität
- Zittern
- ein undifferenzierbares Druckgefühl

I Wie und wo sind Kopfschmerzen definiert?

- juckendes Auge

In einem Fall beschrieb ein Patient, dass vor einer Attacke Gerüche wahrgenommen werden, die real gar nicht vorhanden sind. Im konkreten Fall war das beispielsweise im Auto sitzend der typische Holzgeruch einer Schreinerei.

Ganz generell bestehen vor – aber auch nach – der Attacke, genauer: vor und nach dem Schmerzgeschehen, bereits gewisse Einschränkungen. Diese können sein:

- Unruhe
- Konzentrationsstörungen
- Wortfindungsstörungen
- Stimmungsschwankungen
- und nach der Attacke vor allem auch Müdigkeit

Diese sogenannte präiktalen (vor dem Schmerz) bzw. postiktalen (nach dem Schmerz) Phasen können 10–60 Minuten andauern. Insbesondere unmittelbar vor und nach dem Schmerz treten häufig ein leichter Schmerz und auch die autonomen Begleitsymptome auf.

II Clusterkopfschmerz – welche Therapiemöglichkeiten stehen zur Verfügung?

10. Sauerstoff wirkt! – Warum und wie?

Dass Sauerstoff in der Akutbehandlung der einzelnen Attacke wirksam ist, ist schon lange bekannt. Vor wenigen Jahren wurde das dann endlich auch in einer entsprechenden Studie nachgewiesen.

Die Wirkungsweise hingegen ist bislang nicht sicher geklärt. Eine Theorie besagt folgendes:

Da der Clusterkopfschmerz mit einer Gefäßerweiterung assoziiert zu sein scheint, besteht der Bedarf, eine Gefäßverengung herbeizuführen.

Im Normalzustand hat der Mensch eine Sauerstoff-Sättigung des Blutes von etwa 95–96 %. Durch die Inhalation von reinem Sauerstoff, idealerweise unter absolutem Ausschluss von Umgebungsluft (»dichtsitzende Gesichtsmaske!«) steigt der Sauerstoffgehalt des Blutes bis auf 99 % und u. U. auch knapp darüber.

Dann gibt das Gehirn das Signal, dass ausreichend Sauerstoff zugeführt wird und leitet die Gefäßverengung ein.

Eine andere Überlegung zur Wirksamkeit von Sauerstoff könnte sein: Sauerstoff hemmt die Ausschüttung von Entzündungs- und (gefäßerweiternden) Vasodilations-Botenstoffen und trägt so zu einer Normalisierung der Gefäßweite bei.

Die weiteren Standard-Therapien (Triptane, Ergotamin, Prophylaktika) wurden bereits in dem Buch von Harald Müller[1] beschrieben.

---

[1] Müller, Harald (2003) Clusterkopfschmerz – 100 Fragen, 100 Antworten, CSG-Verlag.

11. Gibt es Triptan-Injektionen auch in geringerer Dosierung als 6 mg?

Das Sumatriptan als Injektion unter die Haut (subcutan – s.c.) ist die Therapiemethode der ersten Wahl zur schnellen Beendigung einer akuten Attacke.

Dabei werden i.d.R. Dosierungen von 6 mg Sumatriptan in 0,5 ml-Lösung durch den Patienten selbst injiziert. Die Erfahrung zeigt bereits seit vielen Jahren, dass auch geringere Dosierungen (2–3 mg) ebenso erfolgreich die Attacke beenden können. Individuell angefertigte Einmalspritzen können in Apotheken in anderer Dosierung angefertigt werden.

Diese sind ebenso rezeptierbar wie die 6 mg-Variante und können direkt über die Apotheke bezogen werden.

12. Kann mit Ketamin der Clusterkopfschmerz therapiert werden?

Ketamin ist ein Wirkstoff, der in der Medizin als Betäubungsmittel eingesetzt wird. Ein weites Anwendungsfeld ist im intensivmedizinischen Bereich die Versetzung des Patienten in ein künstliches Koma.

Mit diesem Wirkstoff – allerdings in einer wesentlich geringeren Dosierung als in der Intensivmedizin – kann auch der Clusterkopfschmerz behandelt werden.

Dazu wird dem Patienten unter ärztlicher Beobachtung eine Infusion angelegt und das Ketamin sehr langsam infundiert. In der Regel müssen die Patienten nach der Infusion noch mehrere Stunden unter Beobachtung bleiben, um sicherzustellen, dass keine unerwünschten Nebenwirkungen auftreten, die sich beispielsweise in Halluzinationen äußern können.

Meist wird dieser Ansatz nur bei ansonsten therapieresistenten Patienten und nur in Ausnahmefällen angewendet, zumal es sich nicht um eine reguläre Kassenleistung handelt. Individuell kann versucht werden, eine Kostenerstattung im Einzelfall (»individueller Heilversuch«) bei der Krankenkasse zu beantragen.

Placebokontrollierte Studien, die die Wirksamkeit nachweisen, wurden bislang nicht durchgeführt.

13. Sind Triptane auch vorbeugend einsetzbar?

Bei den sieben am Markt vertretenen Triptanen sind einige Unterschiede festzustellen – einerseits in den Darreichungsformen (Injektion, Nasenspray, Tablette, Schmelztablette), andererseits aber auch in den Wirkstoffen selbst.

Während Sumatriptan und Zolmitriptan als Injektion oder Nasenspray sehr schnell die akute Attacke beenden können und relativ rasch vom Körper abgebaut werden, sind Naratriptan und Frovatriptan derart konstruiert, dass ihre Wirkstoffe langsam anfluten und erst sehr verzögert abgebaut werden.

Aufgrund ihrer langen Bioverfügbarkeit eignen sich die Letztgenannten durchaus auch zur Vorbeugung. Insbesondere sollten sie dann eingesetzt werden, wenn wichtige Termine anstehen, die man unbedingt wahrnehmen will/muss, ohne von einer Attacke unterbrochen zu werden.

Allerdings ist es arzneimittelrechtlich nicht zulässig, Triptane miteinander zu kombinieren. Also sollte während der Einnahme des einen Triptans (z. B. zur Vorbeugung) nicht auch noch ein anderes Triptan (z. B. zur Attackenbehandlung) eingesetzt werden. Es handelt sich also um eine sogenannte Kurzzeit-Prophylaxe – und selbst diese ist Off-Label.

Die Erfahrung zeigt allerdings, dass einige Patienten sehr wohl die Kombination »Triptan-Kurzzeit-Prophylaxe« und »Triptan-Akuttherapie« problemfrei eingesetzt haben.

14. Kann der Clusterkopfschmerz operativ behandelt werden?

Ja und Nein. Eine Behandlung im Sinne von »Heilung« ist nicht – auch nicht operativ – möglich. Mit verschiedenen Operationsmethoden sind jedoch die Folgen der Erkrankung unter Umständen einzudämmen. Dazu wurden die OP-Methoden DBS, ONS, SPG-Stimulation, SCS (siehe folgende Fragen) entwickelt. Teilweise stehen diese jedoch nicht mehr zur Verfügung oder werden aufgrund von erheblichen Nebenwirkungen nur noch in extremen Ausnahmefällen durchgeführt. Der Vollständigkeit halber sind sie dennoch hier mit aufgelistet.

15. Was ist eine DBS/THS?

Bei der tiefen Hirnstimulation (THS = Deep Brain Stimulation DBS) wird dem Patienten bei vollem Bewusstsein eine Elektrode durch eine lokal betäubte Schädeldachöffnung durch das Gehirn bis in die tiefen Lagen des Gehirns, dem sogenannten Hypothalamus, vorgeschoben, um diesen mittels elektrischer Reize zu stimulieren. Diese Stimulation soll dann die Attacken-Folgen verringern.

Diese Methode ist äußerst umstritten und wird derzeit zur Clusterkopfschmerztherapie so gut wie nicht mehr angewandt (wohl aber in der Therapie des Morbus Parkinson, bei anderen Bewegungsstörungen und bei einigen psychiatrischen Erkrankungen; hier ist die Methode gut etabliert und die Wirksamkeit gut belegt).

Aufgrund schwerster Nebenwirkungen und Gefahren gilt diese Methode für die Autoren zur Behandlung des Clusterkopfschmerzes als nicht empfehlenswert.

16. Was ist eine ONS?

Die ONS ist die Okzipitalis-Nerven-Stimulation, auch als GON-Stimulation bezeichnet, eine elektrische Stimulation des Hinterhauptnerven (Okzipitalnerv, GON = Greater Occipital Nerve), durch die die Attacken-Folgen abgeschwächt werden.

Im Bereich der Austrittspunkte des Hinterhauptsnerven werden zwei Elektroden unter die Haut implantiert und mit einem im Bauch-, Brust- oder Rückenbereich implantierten Schrittmacher durch Kabel verbunden.

Der Schrittmacher wird mittels einer Fernbedienung von außen ein- und ausgeschaltet bzw. in Stromstärke und Frequenz justiert.

Als Komplikationen werden Kabelbrüche, verschobene Elektroden und der Entladezustand der Batterie des Schrittmachers genannt, die jeweils zur Behebung eine neuerliche Operation erforderlich machen.

Bei neueren Geräten ist ein Akku verbaut, der von außen induktiv[2] geladen wird, was eine Nachoperation wegen Batteriewechsel überflüssig macht.

Studien, auch mit Wirksamkeitsnachweis gegenüber einer Scheinstimulation, liegen vor. In einigen Fällen stellt die Methode nach Ausschöpfung der medikamentösen Behandlung eine gute Option dar (zumindest bei meinen Patienten gehen die Komplikationsraten deutlich zurück im Vergleich zu vor zehn Jahren).

17. Was ist eine SPG-Stimulation?

Die Stimulation des Ganglion pterygopalatinum (alter Name: Ganglion sphenopalatinum; engl.: sphenopalatine ganglion = SPG), einem Nerven-

---

[2] »Induktiv« bezeichnet ein elektrotechnisches Verfahren zur kontaktlosen Übertragung von Leistung und/oder Information.

knoten des Parasympathikus unterhalb des Auges, bewirkt ebenfalls eine Abschwächung der Attacken.

Durch einen Zugang in der Mundhöhle wird ein mandelgroßer Elektronik-Chip an das Ganglion platziert und dort fixiert.

Durch eine externe Fernbedienung wird auf induktivem Weg die notwendige Energie auf den Chip übertragen, der dann das Ganglion mit Elektroimpulsen stimuliert.

Dadurch, dass keine Kabel verlegt werden und das Gerät von außen mit Energie versorgt wird, entfallen die Komplikationen, wie sie bei SCS und ONS auftreten können.

Das Verfahren wurde sowohl zur Behandlung akuter Attacken als auch prophylaktisch eingesetzt. Es erfordert eine aufwändige Programmierung und Anleitung der Patienten, kann im Einzelfall sehr gut wirksam sein.

Dieser Therapieansatz ist nach dem Konkurs der Herstellerfirma aktuell jedoch nicht mehr verfügbar.

18. Was ist eine SCS?

Bei der SCS handelt es sich um die Spinal-Cord-Stimulation, eine elektrische Stimulation am Rückenmarkskanal.

In Höhe der 2./3. Halswirbel werden zwei Elektroden im Rückenmarkskanal implantiert und mit einem im Bauch-, Brust- oder Rückenbereich implantierten Schrittmacher durch Kabel verbunden.

Der Schrittmacher wird mittels einer Fernbedienung von außen ein- und ausgeschaltet bzw. in Stromstärke und Frequenz justiert.

Als Komplikationen werden Kabelbrüche, verschobene Elektroden und der Entladezustand der Batterie des Schrittmachers genannt, die jeweils zur Behebung eine neuerliche Operation erforderlich machen.

Auch hierbei ist bei neueren Geräten ein Akku verbaut, der von außen induktiv geladen wird, was eine Nachoperation wegen Batteriewechsel überflüssig macht.

Das Verfahren ist bei Rücken- und anderen Schmerzen auf verschiedenen Höhen der Wirbelsäule gut etabliert, für den Clusterkopfschmerz bislang noch wenig systematisch untersucht, und hat im Bereich der HWS eine höhere Komplikationsrate. Die Wirksamkeit wurde sowohl für die Behandlung akuter Clusterkopfschmerzattacken als auch zur prophylaktischen Anwendung bei Stimulation am Hals untersucht. Das Verfahren ist nicht invasiv und praktisch ohne Risiken anwendbar.
Eine regelhafte Kostenübernahme durch Krankenkassen erfolgt in Deutschland nicht.

19. Was ist eine tVNS?

tVNS bezeichnet die transkutane Vagus-Nerv-Stimulation, bei der – als einzige der hier vorgestellten Stimulationsverfahren – keine operativen Eingriffe erforderlich sind und die Stimulation des Nerven »durch die Haut« (= transkutan) von außen durchgeführt wird. Zur tVNS werden derzeit zwei Verfahren diskutiert. In einem Fall hält sich der Patient ein handtellergroßes Stimulationsgerät[3] inkl. der Kontakt gebenden Elektroden an die Halsschlagader und stimuliert durch die Haut den dort verlaufenden Vagusnerv.

Das andere Verfahren greift ebenfalls am Vagus-Nerven an, jedoch stimuliert es diesen im Bereich des Ohrs[4]. Hierbei wird ein Gerät, das einem Hörgerät ähnelt, in das Ohr gehängt und ein entsprechendes kabelgebundenes Steuergerät in der Jackentasche untergebracht.

---

3 Der Anbieter unterhält derzeit in Deutschland keine Service-Einrichtung. Eine Rückkehr auf den deutschen Markt wird aktuell in Aussicht gestellt.
4 Dieses »In-Ear-Gerät« hat keine medizinrechtliche Zulassung zur Behandlung des Clusterkopfschmerzes.

Kurz vor Redaktionsschluss wurde von einem neuen in-Ear-tVNS-Gerät berichtet. Ob dieses für eine Clusterkopfschmerz-Behandlung zugelassen werden soll, war zu diesem Zeitpunkt noch nicht bekannt.

20. Wie wirken die elektrischen Stimulationsverfahren?

Bei den Stimulationsverfahren ONS, SCS und tVNS macht man sich zu eigen, dass das Quellgebiet des Trigeminusnerven und das der jeweils stimulierten Nerven in räumlicher Enge zueinander im Hirnstamm liegen und die Stimulation des einen Nerven Auswirkung auf den anderen hat.

Bei der SPG-Stimulation wird durch eine elektrische Reizung des Ganglions die Schmerzweiterleitung des Parasympathikus direkt unterbrochen: Durch die ständige Stimulation erlahmt das Ganglion und ist dann auch nicht mehr in der Lage, den Schmerzreiz der Attacke weiterzuleiten.

III Die Suche nach einem geeigneten Arzt

21. Welcher Arzt ist geeignet, meinen Clusterkopfschmerz zu diagnostizieren und zu behandeln?

Grundsätzlich gehören Diagnose und Therapie des Clusterkopfschmerzes in die Hände eines mit Kopfschmerzerkrankungen erfahrenen Neurologen oder Schmerztherapeuten. Dennoch ist nicht jeder niedergelassene Neurologe oder Schmerztherapeut in der Lage, dieser Aufgabe gerecht zu werden.

Die Schmerzklinik Kiel hat zusammen mit der Techniker Krankenkasse das bundesweite Kopfschmerz-Netzwerk ins Leben gerufen. In diesem Netzwerk sind über 500 niedergelassene Mediziner unterschiedlicher Fachrichtungen zu einem interdisziplinären Versorgungssystem zusammengeschlossen.

Die Adressen sind im Internet auf der Homepage der Schmerzklinik Kiel (https://schmerzklinik.de/service-fuer-patienten/vor-und-nachsorge/) anhand einer Deutschlandkarte abrufbar.

Eine weitere sehr aufschlussreiche Quelle ist das Verzeichnis der Ärzte, die das »Zertifikat Kopf- und Gesichtsschmerzen« der DMKG erworben haben. Diese finden Sie auf der Homepage der Deutschen Migräne- und Kopfschmerzgesellschaft (DMKG): https://dmkg.de/kopfschmerzexperten.

Zusätzlich finden sich auf der Internetseite des Bundesverbandes der Clusterkopfschmerz-Selbsthilfe-Gruppen (CSG) e.V. (www.clusterkopf.de) viele von Patienten als »empfehlenswert« eingestufte Arztadressen.

22. Was mache ich, wenn mein Arzt nicht weiter weiß?

Der niedergelassene Arzt kann unter Umständen schnell an seine Leistungsgrenze gelangen und z.b. aus Unkenntnis Triptane als Tabletten verordnen (was bekanntermaßen ungeeignet ist, eine Attacke zu beenden). Vielfach wird auch das zu geringe Budget als Grund für die Nicht-Verordnung von notwendigen Medikamenten genannt. In solchen Fällen sollte sich der Patient an ein spezialisiertes Zentrum wenden.

Bundesweit sind mehrere sogenannte Clusterkopfschmerz-Competence-Center (CCC) eingerichtet, die neben anderen Pflichten auch die Betreuung der niedergelassenen Mediziner in der Fläche zur Aufgabe haben. Das heißt, bei Fragen oder Unklarheiten kann sich der niedergelassene Arzt (telefonisch oder per E-Mail) an das Kompetenzzentrum wenden, sein Problem beschreiben (z.B. unklare Verlaufsform, schlechte Therapierbarkeit, Off-Label-Use, alternative Therapien usw.) und erhält vom Kompetenzzentrum entsprechende Hilfe und Unterstützung.

23. Was ist ein CCC?

Ein CCC ist ein Clusterkopfschmerz-Competence-Center. Hier sind hochspezialisierte Fachärzte in der Lage, dem Patienten schnelle und kompetente interdisziplinäre Hilfe anzubieten. Dazu werden sehr kurzfristige Termine vergeben (in der Regel weniger als eine Woche Wartezeit, meist nur wenige Tage), es werden in einer ruhigen und vertrauensvollen Atmosphäre ohne Zeitdruck alle erforderlichen Untersuchungen und Besprechungen sowie (je nach örtlichen Gegebenheiten) auch erforderliche apparative Untersuchungen durchgeführt – in der Regel alles an einem Tag, um dem Patienten wiederholte weite Anreisen zu ersparen.

24. Welche Clusterkopfschmerz-Competence-Center gibt es derzeit?

Die CCC sind vielfach an Universitätskliniken angesiedelt, aber auch niedergelassene Ärzte können die erforderlichen Bedingungen erfüllen.

24. Welche Clusterkopfschmerz-Competence-Center gibt es derzeit?

Bei Redaktionsschluss gibt es in Deutschland 15 Clusterkopfschmerz-Competence-Center (CCC). Eine stetig aktualisierte Liste finden Sie auf www.clusterkopf.de.

Diese CCC sind aktuell (März 2023):

- Schmerzklinik Kiel – Prof. Dr. Hartmut Göbel
- Schmerzzentrum Berlin – Dr. Jan-Peter Jansen
- NeuroCentrum Hildesheim – Dr. Borries Kukowski
- Schmerztherapiezentrum Münster – Dr. Klaus Wrenger
- Westdeutsches Kopfschmerzzentrum Essen – Prof. Dr. Dagny Holle-Lee
- UniKlinik »Bergmannsheil« Bochum – Prof. Dr. Martin Tegenthoff
- Praxis Stude Bochum – Dr. Philipp Stude
- Kopfschmerzzentrum Kassel – Dr. Andreas Böger
- UniKlinik Jena – Dr. Peter Storch
- Praxisgemeinschaft Dr. Hornig & Kollegen Bayreuth – Prof. Dr. Matthias Keidel
- UniKlinik Würzburg – Prof. Dr. Claudia Sommer
- Kopfschmerz- und Migräneklinik Königstein – Dr. Caroline Jagella
- Kopfschmerzzentrum Frankfurt – PD Dr. Charly Gaul
- UniKlinik Freiburg, Neurocentrum – Dr. Kirstin Kieselbach
- Oberbayerisches Kopfschmerzzentrum München – Prof. Dr. Andreas Straube

Zusätzlich gibt es seit Anfang 2022 das erste Clusterkopfschmerz-Reha-Competence-Center in Bad Zwesten – *Dr. Christoph Berwanger* (vgl. folgende Fragen).

25. Gibt es auch Empfehlungen für eine Reha-Maßnahme?

Seit Januar 2022 existiert das erste Clusterkopfschmerz-Reha-Competence-Center. So ausgezeichnet wurde die Hardtwaldklinik I in Bad Zwesten unter der Leitung von Christoph Berwanger. Sicherlich sind auch andere Reha-Kliniken für die Rehabilitation des Clusterkopfschmerzes geeignet. In vielen anderen Kliniken, die einen Belegungsvertrag mit der DRV (Deutsche Rentenversicherung) haben, funktioniert das am Ende aber nicht. Jedoch können hier nicht alle beurteilt werden, da die Autoren nur aus Rückmeldungen von Patienten rückschließen können.

Sollte keine neurologische, sondern eine psychosomatische Reha genehmigt worden sein, ist kein Haus bekannt, das für einen Clusterkopfschmerzpatienten empfehlenswert sein könnte (was nicht heißt, dass es nicht auch empfehlenswerte geben könnte, von denen die Autoren allerdings noch nichts erfahren haben), in aller Regel scheitert es in der Psychosomatik schon am Fehlen von Sauerstoff und daran, dass die Patienten z. B. nicht die benötigten Sumatriptan-Injektionen erhalten, was u. a. auch mit der Finanzierungspraxis zusammenhängt.

Von besonderer Bedeutung ist, dass das gesamte Rehabilitationsteam sich mit dem Krankheitsbild auskennt, über die aktuellen Therapieempfehlungen Bescheid weiß und auf die speziellen Bedürfnisse der Patienten eingehen kann.

26. Macht eine Reha-Maßnahme beim Clusterkopfschmerz überhaupt Sinn?

Ja. Mit einer Rehabilitationsmaßnahme kann zwar der Clusterkopfschmerz weder geheilt noch nachhaltig verbessert werden. Was jedoch bei einer Reha erreicht werden kann, ist, dass der Patient erlernt, mit den ständigen Attacken »umzugehen« und die erwartbaren Beeinträchtigungen des seelischen Wohlbefindens effektiv zu verarbeiten. Im Gegensatz zu vielen psychosomatisch ausgerichteten Einrichtungen wird bei einer geeigneten Clusterkopfschmerz-Reha auf die spezifischen Probleme der Patienten eingegangen. Das heißt beispielsweise, dass der Patient beim Auftreten einer Attacke die aktuelle Anwendung sofort und ohne Erklärungen verlassen kann, ohne befürchten zu müssen, dass ihm im Nachgang vorgeworfen wird, er habe sich nicht ausreichend auf die Therapie eingelassen und die Mitarbeit verweigert.

Ärzte und wünschenswerterweise auch Psychotherapeuten, die das Krankheitsbild kennen und mit der Therapie des Clusterkopfschmerzes Erfahrung haben, sind wie bei anderen Reha-Indikationen eine der Voraussetzungen, um vom Klinikaufenthalt profitieren zu können.

Selbstverständlich stehen in einer geeigneten Reha-Einrichtung auch Sauerstoff und Akutmedikamente in der benötigten Menge uneingeschränkt bereit.

Darüber hinaus kann unabhängig von der medizinischen Beeinflussbarkeit des Krankheitsbildes eine Rehamaßnahme bei Clusterkopfschmerzen sehr erfolgreich sein. Durch entsprechende Informationen können Triggerfaktoren genau herausgearbeitet werden. Außerdem ist es möglich, neben einer angemessenen neurologisch-medizinischen Therapie auch von psychologischer Seite auf Faktoren einzugehen, die das Krankheitsbild positiv oder negativ beeinflussen können.

27. Kann Clusterkopfschmerz rehabilitiert werden?

Für den Clusterkopfschmerz kann durch eine Reha-Maßnahme keine nennenswerte Verlaufsverbesserung erwartet werden. Die Begleitprobleme, der Umgang mit der Krankheit, das Sich-mit-der-Krankheit-abfinden und weitere Aspekte sind jedoch rehabilitierbare, wichtige Faktoren, die einen Großteil des Leidens darstellen und durch die Reha gelindert werden können.

Am Ende eines jeden Rehaverfahrens zu Lasten der Deutschen Rentenversicherung wird die Rehaklinik eine Einschätzung zur beruflichen Leistungsfähigkeit (»Erwerbsfähigkeit«) eines Patienten abgeben. Diese Einschätzung wird dann oftmals von der Deutschen Rentenversicherung zugrunde gelegt, wenn es um die Frage eines Rentenantrags oder einer beruflichen Umorientierung mit entsprechender Unterstützung geht.

IV Clusterkopfschmerz und die Behörden im Gesundheits- und Sozialsystem

28. Ist der episodische Clusterkopfschmerz eine chronische Erkrankung?

Ja. Die Erkrankung als solche ist eine chronische, auch wenn die Schmerzattacken nur episodenhaft auftreten. Eine Heilung ist nicht möglich. Somit bleibt die Krankheit lebenslang bestehen und ist damit per Definition chronisch.

Einem an einer chronischen Krankheit leidenden Menschen entstehen dadurch erhebliche Kosten. Um dies ein wenig zu kompensieren, sind chronisch kranke Menschen von der Hälfte der gesetzlichen Zuzahlung zu Medikamenten und sonstigen Gesundheitsleistungen befreit: Der nichtchronisch kranke Mensch bezahlt bis zu maximal 2% seines Haushaltsbruttoeinkommens (vermindert um bestimmte Pauschbeträge) für die eigenen Gesundheitsleistungen; der chronisch kranke Mensch nur 1%.

Als Beleg gegenüber der gesetzlichen Krankenkasse, dass jemand chronisch krank ist, wird herangezogen, dass der Patient wenigstens einmal pro Quartal wegen eben dieser chronischen Erkrankung einen Arztbesuch absolviert hat. In aller Regel lässt sich die Zuzahlungsbefreiung durch Einzahlung des Ein- oder Zweiprozent-Betrags bei der Krankenkasse zum Jahresanfang bereits für das gesamte Jahr festschreiben. Alternativ sollte der Patient alle Belege verwahren und bei Erreichen der Zuzahlungsgrenze diese der Krankenkasse vorlegen und sich die Zuzahlungsbefreiung bescheinigen lassen.

29. Was besagt die Festbetragsregelung?

Mit der Festbetragsregelung hat der Gemeinsame Bundesausschuss (G-BA) den Leistungsträgern in der GKV ein Instrument an die Hand gegeben, deren Wirtschaftlichkeit zu verbessern. Wenn für ein Medikament wenigstens zwei weitere inhalts- und wirkungsidentische Nachahmerprodukte vorhanden sind, so richtet sich der Festbetrag nach dem günstigsten dieser Medikamente. Mehr als der Festbetrag muss in der Regel von den Krankenkassen nicht erstattet werden. Eventuell höherpreisige Verordnungen bedingen eine Kostenübernahme des übersteigenden Betrags durch den Patienten.

Verordnet der Arzt explizit ein teureres Medikament, muss er den Patienten im Vorfeld darauf hinweisen.

30. Wer oder was ist der G-BA?

Der Gemeinsame Bundesausschuss (G-BA) ist das oberste Beschlussgremium der gemeinsamen Selbstverwaltung der Ärzte, Zahnärzte, Psychotherapeuten, Krankenhäuser und Krankenkassen in Deutschland. Beratend, aber nicht stimmberechtigt, gehören dem Ausschuss auch Patientenvertreter an.

Er bestimmt in Form von Richtlinien den Leistungskatalog der gesetzlichen Krankenversicherung (GKV) für mehr als 70 Millionen Versicherte und legt damit fest, welche Leistungen der medizinischen Versorgung von der GKV erstattet werden. Darüber hinaus beschließt der G-BA Maßnahmen der Qualitätssicherung für den ambulanten und stationären Bereich des Gesundheitswesens.

Damit ist der G-BA das höchste Organ im Gesundheitswesen unterhalb der Gesetzgebung.

31. Was ist der »Off-Label-Use«?

Unter Off-Label-Use versteht man den Gebrauch eines Medikamentes außerhalb seiner medizinrechtlichen Zulassung (seines Labels).

Im Sommer 2002 befasste sich das Bundessozialgericht (BSG) mit dem Fall eines Multiple Sklerose-Kranken, der ein Medikament eingesetzt hatte, das nicht für MS zugelassen war. Das BSG stellte fest, dass die Krankenkassen nicht zum Ersatz der Kosten für solche Medikamente verpflichtet sind. Dieses Urteil hat sehr weitreichende Folgen. Gerade in der Schmerztherapie werden sehr häufig Medikamente eingesetzt, die ursprünglich nicht für die Schmerztherapie zugelassen waren. Auch bei Erkrankungen wie MS, deren Entstehung noch weitgehend unklar ist, müssen Medikamente eingesetzt werden, deren Zulassung zunächst für eine andere Erkrankung erfolgt war.

In Deutschland sind für die Behandlung des Clusterkopfschmerzes lediglich Sumatriptan als Injektion, Zolmitriptan als Nasenspray sowie Lithium medizinrechtlich zugelassen.

Andere Medikamente wie Valproinsäure, die modernen Triptane, Corticosteroide usw. sind sämtlich nicht für Clusterkopfschmerz medizinrechtlich zugelassen, obwohl ihre Wirksamkeit zum Teil untersucht und belegt wurde.

Das Problem mit dem »Off-Label-Use« tritt immer wieder – insbesondere auch bei neueren Medikamenten und Wirkstoffen – auf. Dadurch werden den schwerst leidenden Patienten häufig wirksame Therapien vorenthalten, weil der MDK bei den Krankenkassen den »individuellen Heilversuch« (meist wohl aus Unkenntnis des Krankheitsbildes und seiner Belastungen für den Patienten) verweigert.

Dieser nicht zu begreifende Irrwitz, verbunden mit der Fehl- oder Mangelversorgung von schwer leidenden Patienten, dürfte sicherlich kein Ruhmesblatt des deutschen Gesundheitswesens sein.

32. Unterliegt »Verapamil« den Beschränkungen des sogenannten Off-Label-Use?

Beim Clusterkopfschmerz ist Verapamil ein Paradebeispiel für die Unsinnigkeit des Verbotes des Off-Label-Use. Verapamil ist ein medizinrechtlich zugelassenes Herzmedikament, dessen prophylaktische Wirkung bei Clusterkopfschmerz nur durch einen Zufall entdeckt worden ist. Nach dem oben genannten BSG-Urteil herrschte Unklarheit, ob es überhaupt noch verordnet werden dürfe bzw. ob es von den Krankenkassen erstattungsfähig sei.

Durch die Intervention des Bundesverbandes der Clusterkopfschmerz-Selbsthilfe-Gruppen beim G-BA konnte erreicht werden, dass für die Prophylaxe-Therapie des Clusterkopfschmerzes Verapamil, obschon es immer noch Off-Label ist, zu Lasten der Gesetzlichen Krankenversorgung verordnet werden darf.

33. Warum gibt es kein Methysergid mehr?

Das Methysergid wurde 2003 komplett vom Markt genommen.

Das Medikament »Deseril®« mit dem Wirkstoff Methysergid wurde seit vielen Jahren erfolgreich bei der Behandlung des Clusterkopfschmerzes eingesetzt. Aufgrund der Gefahr von unerwünschten Nebenwirkungen war der Einsatz nur befristet möglich und es mussten immer wieder mehrwöchige Pausen eingelegt werden.

Nachdem eine Gesetzesänderung verlangte, dass auch sogenannte Alt-Medikamente (solche, die vor Inkrafttreten des Gesetzes bereits am Markt waren) eine Neuzulassung benötigten, weigerte sich der Hersteller, für dieses Medikament diesen Antrag zu stellen. Daher verschwand Methysergid vom deutschen und inzwischen auch vom weltweiten Markt.

Dennoch tauchte dieses Medikament als Empfehlung noch 2015 in der Therapieleitlinie für den Clusterkopfschmerz auf.

34. Was ist eine »Behinderung«

Eine Behinderung im Sinne des Schwerbehindertenrechts ist jede Abweichung vom Normalzustand eines alters- und geschlechtsgleichen gesunden Menschen, die mindestens sechs Monate andauert und die Teilhabe am Leben in der Gesellschaft beeinträchtigt.

Die Behinderung wird in 10er Stufen als »Grad der Behinderung« (GdB) angegeben.

Die landläufig verwendete Bezeichnung »Ich habe einen GdB von 30 Prozent« ist sachlich nicht korrekt, da hier nicht eine Einschränkung in Prozenten festgestellt wird, sondern in Graden der Behinderung. Andererseits weiß jeder, der mit der Thematik befasst ist, was gemeint ist.

In der Versorgungsmedizin-Verordnung (VersMedV) sind die versorgungsmedizinischen Grundsätze definiert. Die VersMedV ersetzte am 01.01.2009 die »Anhaltspunkte für die ärztliche Gutachtertätigkeit im sozialen Entschädigungsrecht und nach dem Schwerbehindertenrecht (Teil 2 SGB IX) – AHP«.

Das Versorgungsrecht bewertet in erster Linie die Teilhabe am Leben in der Gesellschaft, also vorwiegend die Einschränkungen im privaten Umfeld: Besuche von Kino, Theater, Teilnahme an sportlichen, kulturellen, aber auch privaten Veranstaltungen, Urlaub usw.

Berufliche Einschränkungen sind überwiegend eine Angelegenheit des Rentenversicherungsrechts.

35. Was ist eine »Schwerbehinderung«?

Eine Schwerbehinderung liegt vor, wenn der Grad der Behinderung wenigstens 50 beträgt. Einem schwerbehinderten Menschen stehen ein Schwerbehindertenausweis und gewisse Nachteilsausgleiche zu. Daher werden in aller Regel Grade der Behinderung von 50 oder mehr angestrebt und leider auch ebenso regelmäßig von den zuständigen Stellen nicht nachvollzogen.

So kommt es vor, dass einem Patienten mit chronischem Clusterkopfschmerz und u. U. vielen Begleiterkrankungen ein GdB von 20 oder 30 zuerkannt wird, während ein anderes Versorgungsamt einen GdB von 70, 80 oder gar 100 gewährt.

36. Welche Vorteile habe ich von einer anerkannten Schwerbehinderung?

Keine.

Allerdings haben chronisch kranke Menschen aufgrund ihrer Erkrankung ganz erhebliche Nachteile gegenüber gesunden Menschen:

- höhere Arbeits-Ausfallzeiten
- erhebliche Mehrausgaben zur Medikamenten-Zuzahlung
- mehr Fahrkosten zu Arzt-/Klinikbesuchen
- und so weiter.

Diese Nachteile sollen durch eine anerkannte Schwerbehinderung in gewissem Maße ausgeglichen werden (»Nachteilsausgleiche«).

37. Welche Nachteilsausgleiche stehen einem Schwerbehinderten zu?

Ab einem Grad der Behinderung (GdB) von 50 stehen dem schwerbehinderten Menschen folgende Nachteilsausgleiche zu:

- ein erhöhter Kündigungsschutz
- ein Steuerfreibetrag, der mit dem weiteren Anstieg der Grade der Behinderung auch steigt
- der schwerbehinderte Mensch kann abschlagsfrei zwei Jahre früher in die Altersrente eintreten
- Anspruch auf fünf Tage Zusatzurlaub pro Jahr

Der Kündigungsschutz ist kein absoluter Schutz vor Entlassung. Doch wenn ein schwerbehinderter Mensch betriebsbedingt entlassen werden soll, ist zwingend der Integrationsfachdienst einzuschalten, der *per se* auf der Seite des Arbeitnehmers steht und innerbetrieblich für den Erhalt des Arbeitsplatzes kämpft.

Der Steuerfreibetrag richtet sich nach der Höhe des GdB (Stand: 2023):

Höhe des GdB	Freibetrag
GdB 20	384 €
GdB 30	620 €
GdB 40	860 €
GdB 50	1.140 €
GdB 60	1.440 €
GdB 70	1.780 €
GdB 80	2.120 €

Höhe des GdB	Freibetrag
GdB 90	2.460 €
GdB 100	2.840 €

Beim Vorliegen anderer Behinderungen können auch weitere Nachteilsausgleiche oder Merkzeichen hinzukommen.

Privatrechtlich werden vielfach für Schwerbehinderte weitere Nachteilsausgleiche gewährt: z. B. verringerte Eintrittskosten in Museen, Theater usw. Weitere Informationen finden sich u. a. auch bei www.deutscherentenversicherung.de.

38. Was sind »Merkzeichen«?

In den Schwerbehindertenausweis können sogenannte Merkzeichen auf weitere Einschränkungen an der Teilhabe am Leben hinweisen. Diese können z. B. sein:

- »Bl»   für blind/stark sehbehindert
- »G»   für erheblich gehbehindert
- »aG»   für außergewöhnlich gebehindert
- »B»   für Begleitperson erforderlich

und weitere.

Für den Clusterkopfschmerz werden regelmäßig keine Merkzeichen anerkannt, wenn nicht andere bestehende Behinderungen ein solches bedingen.

Andererseits wurden vom Sozialgericht Frankfurt bereits 2008 für einen chronischen Clusterkopfschmerz-Patienten ohne Begleiterkrankungen die Merkzeichen »G« und »B« als leidensgerecht anerkannt (vgl. Frage 40).

39. Ist Clusterkopfschmerz eine Behinderung?

Ja. Denn durch die Belastungen der Kopfschmerzattacken sind die Betroffenen an der Teilhabe am Leben ganz erheblich eingeschränkt. Sie können z. B. (in der Episode) nicht ohne Medikamentenvorräte oder eine mobile Sauerstoffanlage das Haus verlassen. Häufig werden ihnen – wegen des Mitführens oder des Gebrauchs des Sauerstoffs – Zugänge verweigert oder über die Maßen erschwert; bspw. in Konzerte, Kinos, Flugzeuge usw. Diese Beeinträchtigungen, so zeigt die Erfahrung, werden häufig relativiert, wenn der Patient einen Schwerbehindertenausweis vorzeigen kann.

40. Kann Clusterkopfschmerz eine Schwerbehinderung sein?

Je nach Ausprägung und Beeinflussung der Kopfschmerzattacken auf die Teilhabe am Leben in der Gesellschaft ist der Clusterkopfschmerz als Schwerbehinderung einzustufen und mit einem Grad der Behinderung (»GdB«) von nicht weniger als 50 zu bewerten. In wenigen Einzelfällen wurden Patienten mit (chronischem) Clusterkopfschmerz Grade der Behinderung von bis zu 100 zuerkannt (z. B. SG Frankfurt/M S 12 SB 219/08).

41. Stehen mir beim Clusterkopfschmerz Merkzeichen zu?

In aller Regel wird von den zuständigen Versorgungsämtern die Zuerkennung von Merkzeichen nicht vorgenommen. In dem vorgenannten

IV Clusterkopfschmerz und die Behörden im Gesundheits- und Sozialsystem

Urteil des Sozialgerichts Frankfurt/M S 12 SB 219/08 wurde einem Patienten mit chronischem Clusterkopfschmerz die Merkzeichen »G« und »B« zuerkannt. Der Kläger hatte *keine* Begleiterkrankungen.

V Besondere Gruppen innerhalb der Clusterkopfschmerz-Patienten

42. Welche Therapieoptionen stehen für Senioren mit Clusterkopfschmerz zur Verfügung?

Die üblichen Akut- und Prophylaxe-Pharmazeutika (außer Verapamil) sind arzneimittelrechtlich ausnahmslos nicht für die Anwendung bei älteren Menschen zugelassen. Als Alternative steht ausschließlich der Einsatz der Sauerstoffinhalation zur Verfügung.

Die einschlägige Fachinformation besagt indes:
»Ältere Patienten (über 65 Jahre)
Die Erfahrung mit der Anwendung von Sumatriptan-Injektionslösung bei Patienten über 65 Jahren ist begrenzt. Die pharmakokinetischen Eigenschaften unterscheiden sich nicht signifikant von denen einer jüngeren Population; dennoch wird bis zum Vorliegen weiterer klinischer Daten die Anwendung von Sumatriptan-Hormosan Inject bei Patienten über 65 Jahren nicht empfohlen.«[5]

Das heißt, sorgfältige Prüfung der Indikation, Prüfung der Begleiterkrankungen und sorgfältige Aufklärung sind unumstößlich erforderlich.

---

5 https://portal.dimdi.de/amispb/doc/2018/03/28/2173295/Oe9b868f3-ba834cdf8c29793b08f56154.pdf

Die Deutsche Gesellschaft für Geriatrie benannte auf Anfrage Sauerstoff und Verapamil als einzige Alternativen.

43. Welche Therapieoptionen stehen für Schwangere mit Clusterkopfschmerz zur Verfügung?

Die üblichen Akut- und Prophylaxe-Pharmazeutika sind arzneimittelrechtlich ausnahmslos nicht für die Anwendung bei Schwangeren zugelassen, bzw. bergen die Gefahr, die Frucht zu schädigen oder über die Muttermilch an den Säugling weitergegeben zu werden. Dies gilt allerdings auch für nahezu alle anderen Medikamente, unabhängig von ihrer Indikation.

Neuere Berichte lassen die Gabe von Triptanen als wenig bedenklich erscheinen. Diese Option sollte ausschließlich von sehr erfahrenen Kopfschmerzspezialisten eingeleitet werden.

Eine enge Absprache mit dem behandelnden Gynäkologen ist unumgänglich.

Als problemfreie Alternative steht ausschließlich der Einsatz der Sauerstoffinhalation zur Verfügung.

Der Fachverband Deutsche Gesellschaft für Gynäkologie und Geburtshilfe (DGGG) lehnte auf Anfrage jede Stellungnahme ab und gab sich als »nicht zuständig«.

44. Welche Therapieoptionen stehen für Kinder und Jugendliche mit Clusterkopfschmerz zur Verfügung?

Die üblichen Akut- und Prophylaxe-Pharmazeutika sind arzneimittelrechtlich ausnahmslos nicht für die Anwendung bei Kindern und Jugendlichen zugelassen.

In einigen wenigen Einzelfallbeschreibungen wurden Erfolge mit deutlich verringerten Dosierungen von Sumatriptan erzielt, das abseits der arzneimittelrechtlichen Zulassung als Therapieversuch gegeben wurde. Diese Option sollte ausschließlich von sehr erfahrenen Kopfschmerzspezialisten eingeleitet werden.

Eine enge Absprache mit dem behandelnden Kinderarzt ist unumgänglich.

Als bedenkenlose Alternative steht ausschließlich der Einsatz der Sauerstoffinhalation zur Verfügung. Hierbei sind insbesondere für die kleineren Kindergesichter angepasste Sauerstoffmasken erforderlich.

Eine offizielle Anfrage an den Berufsverband der Kinder- und Jugendärzte e.V. (BVKJ) ergab die fachlich unqualifizierte Aussage, man möge die Kinder und Jugendlichen mit Paracetamol und/oder Ibuprofen therapieren.

Bekanntermaßen wirken diese Stoffe bei Clusterkopfschmerz *nicht*.

45. Gibt es spezielle Angebote für diese Gruppen?

Innerhalb des Bundesverbands der Clusterkopfschmerz-Selbsthilfe-Gruppen wurde 2020 eine eigenständige Abteilung »Junge-CSG« ins Leben gerufen.

V Besondere Gruppen innerhalb der Clusterkopfschmerz-Patienten

Hier finden sich junge Clusterkopfschmerz-Patienten ab ca. 16/18 Jahren bis zum 35. Lebensjahr zusammen, um sich über altersspezifische Probleme auszutauschen. Das Themenspektrum reicht dabei von Schule und Studium oder Ausbildung über Familiengründung und Partnerschaft/Sexualität bis hin zu Fragen zur Behinderung/Schwerbehinderung oder gar zur Frühverrentung.

Die Junge-CSG hat zu diesem Buch eigene Fragen und Antworten beigesteuert (Fragen 92–99).

Für Kinder (0–18 Jahre), die an Clusterkopfschmerz erkrankt sind, und deren Eltern wurde im Jahr 2022 ein besonderes Angebot entwickelt. Hier treffen sich die Familien zu einem Erfahrungsaustausch, zu dem auch externe Referenten eingeladen werden.

VI Neue Therapieansätze

46. Welche neuen Wirkstoffe haben Potenzial für die Behandlung des Clusterkopfschmerzes?

Derzeit sind einige neue Therapieansätze »in der Pipeline«, die – zumindest teilweise – das Potenzial haben, als wirksame Medikamente für die Clusterkopfschmerz-Patienten etabliert zu werden.

Die besten Chancen haben in diesem Zusammenhang die sogenannten monoklonalen CGRP- und CGRP-Rezeptor-Antikörper, die in den nächsten Fragen intensiver betrachtet werden.

Noch neuere Wirkstoffgruppen sind die Ditane und die Gepante. Auch diese werden nachfolgend erläutert.

47. Was ist CGRP?

CGRP ist ein Neurobotenstoff, der im gesamten Körper verschiedene Funktionen hat. Dabei steht das Kürzel »CGRP« für Calcitonine Gene-Related Peptide, also ein Peptid, das mit dem Gen in Verbindung steht, das für die Calcitonin-Bildung zuständig ist.

48. Welchen Einfluss hat CGRP auf den Clusterkopfschmerz?

Eine Wirkung dieses Peptids ist die Erweiterung der Gefäße im Hirnbereich und die Auslösung der Entzündungsreaktion, die letztlich den Schmerz auslöst.

49. Wie kann der Einfluss des CGRPs gemindert werden?

Die Aufgabe der Antikörper ist es nun, entweder den Rezeptor, an dem das CGRP andockt, zu blockieren oder die CGRP-Moleküle abzufangen, bevor sie andocken können. Dadurch kommt es dann erst gar nicht zu der Kaskade, die letztlich in dem Schmerzgeschehen mündet.

Welche Auswirkungen durch die Blockade des Rezeptors bzw. das Abfangen der Moleküle auf andere durch CGRP gesteuerte Vorgänge im Körper bestehen, ist derzeit noch nicht bis ins Detail geklärt, da die Wirkstoffe erst recht kurze Zeit eingesetzt werden und demzufolge noch keine Langzeitbeobachtungen möglich waren.

Allerdings scheinen nach den bisherigen Erkenntnissen keine schwerwiegenden Nebenwirkungen einzutreten.

50. Welche Wirkstoffe/Medikamente, die auf das CGRP-Molekül bzw. den Rezeptor gerichtet sind, existieren bereits?

Derzeit sind vier Wirkstoffe auf dem Markt:

Wirkstoff	Handelsname
Galcanezumab	Emgality®
Erenumab	Aimovig®
Fremanezumab	Ajovy®
Eptinezumab	Vyepti®

Für alle vier Wirkstoffe liegt aktuell lediglich eine Zulassung zur Behandlung der Migräne vor.

Für Galcanezumab und Fremanezumab wurden bereits Zulassungsstudien für die Behandlung des Clusterkopfschmerzes durchgeführt. Bedauerlicherweise waren die Studienergebnisse jedoch im Vergleich zu Placebo (vgl. Frage 58) zu wenig aussagekräftig, um eine Zulassung zu erlangen und die Europäische Zulassungsbehörde EMA musste die Zulassung verweigern. In vielen anderen Ländern (einschließlich der USA) ist Galacanezumab zur Behandlung des episodischen Clusterkopfschmerzes aufgrund dieser Studienergebnisse zugelassen worden. Die Studie zum chronischen Clusterkopfschmerz zeigte eine Reihe positiver sekundärer Endpunkte und ermutigt mit den Erfahrungen, die durch Studienärzte und Patienten gemacht wurden, dazu, anzunehmen, dass der Wirkmechanismus des CGRP-Antikörpers eine Behandlungsoption für einen Teil der Clusterkopfschmerzpatienten darstellt.

Für Erenumab und Eptinezumab sind bei Redaktionsschluss gerade Clusterkopfschmerzstudien angelaufen und das Ergebnis bleibt abzuwarten.

51. Wie unterscheiden sich diese Medikamente?

Die Wirkstoffe Galcanezumab, Fremanezumab und Eptinezumab richten sich gegen das CGRP-Molekül und fangen dieses ab, bevor es am Rezeptor andocken kann.
Erenumab blockiert den Rezeptor.

52. Wie und wie oft müssen sie verabreicht werden?

Die Wirkstoffe Galcanezumab, Erenumab und Fremanezumab werden unter die Haut injiziert (»subkutan«; s.c.), das heißt, sie werden ebenso verabreicht wie beispielsweise die Sumatriptan-Injektion und können ebenfalls durch den Patienten selbst verabreicht werden.

Die Injektion muss möglichst genau einmal im Monat verabreicht werden.

Das Eptinezumab wird in der Arztpraxis als Infusion intravenös verabreicht, kann also nicht durch den Patienten selbst durchgeführt werden.

Allerdings ist vorgesehen, diesen Wirkstoff nur alle drei Monate zu infundieren.

53. Was sind Gepante?

Gepante sind oral zu verabreichende Substanzen (Antagonisten), die die Wirkung des Rezeptors von CGRP (Agonist) aufheben. Sie haben also eine ähnliche Wirkung wie die vorgenannten Antikörper, werden jedoch in Tablettenform angeboten.

Am deutschen/europäischen Markt ist derzeit nur das Rimegepant zugelassen, die anderen jedoch nur in den USA, und zwar ausnahmslos zur Migränetherapie.

Derzeit sind folgende Wirkstoffe im Umlauf:

- Rimegepant
- Atogepant
- Ubrogepant
- Zavegepant

Es gibt Überlegungen, ob Gepante beim Clusterkopfschmerz prophylaktische Wirkung zeigen könnten.

Kurz vor Redaktionsschluss erreichte die Autoren die Nachricht, dass in den USA das Zavegepant als Nasenspray zur Migräne-Akutbehandlung zugelassen wurde.

54. Können Gepante für den Clusterkopfschmerz eingesetzt werden?

Wegen der Form der Verabreichung als Tabletten sind sie für die Akutbehandlung des Clusterkopfschmerzes ebenso ungeeignet wie beispielsweise Triptan-Tabletten.

Eventuell können Gepante prophylaktische Wirkung auch beim Clusterkopfschmerz entfalten. Das ist jedoch aktuell noch nicht geklärt.

Ein als Nasenspray verfügbares Gepant, das Zavegepant, könnte eventuell auch zur Clusterkopfschmerz-Akuttherapie genutzt werden.

55. Was sind Ditane?

Eine ganz neue Wirkstoffgruppe sind die Ditane. Wie zu erwarten, sind auch diese zunächst nur zur Migränebehandlung vorgesehen. Ob es eine Weiterentwicklung zur Clusterkopfschmerz-Therapie geben wird, ist leider nicht zu erwarten. Dennoch können sie in wenigen Einzelfällen auch für Clusterkopfschmerz-Patienten Potenzial entwickeln.

Ähnlich wie die Triptane setzen die Ditane ebenfalls am sogenannten 5-HT-Rezeptor an. Während die Triptane zur Wirkungsentfaltung die Rezeptor-Untergruppen 5-HT_{1B} und 5-HT_{1D} nutzen, setzen die Ditane am Rezeptor 5-HT_{1E} an, der im Unterschied keine Gefäßverengung bedingt. Darum wurden Patienten mit Herz-Kreislauf-Erkrankungen und Risikofaktoren explizit in die Studien eingeschlossen und die Sicherheit ist belegt.

Das aktuell vorliegende Ditan hat den Wirkstoffnamen Lasmiditan.

56. Können Ditane gegen den Clusterkopfschmerz eingesetzt werden?

Nach derzeitigem Stand sind die Ditane zur Clusterkopfschmerz-Akuttherapie ungeeignet, da auch sie bislang nur in Tablettenform angeboten werden.

Inwiefern sie prophylaktisch wirksam sein können oder ob es sie in Zukunft auch als Injektionen und/oder Nasensprays geben wird, ist derzeit völlig ungeklärt, wäre allerdings für die Clusterkopfschmerz-Patienten sehr wünschenswert.

VII Fragwürdige Therapieansätze

57. Kann Botox beim Clusterkopfschmerz für eine deutliche Linderung sorgen?

Onabotulinumtoxin A (landläufig: Botox) wird seit geraumer Zeit mit recht gutem Erfolg in der Migränetherapie eingesetzt. Es liegt nahe, auch den Clusterkopfschmerz so zu therapieren. Die Ergebnisse sind jedoch ernüchternd. Nur einem sehr kleinen Teil der Patienten verschafft die Injektion dieses Nervengifts an bis zu 39 definierten Positionen rund um den Schädel eine nennenswerte Linderung.

In einer offenen Studie mit sieben Patienten konnte hingegen eine moderate Wirksamkeit gezeigt werden, wenn Onabotulinumtoxin A in das Ganglion sphenopalatinum (vgl. Frage 17) injiziert wurde. Sowohl Häufigkeit als auch Dauer und Stärke der Attacken nahmen nennenswert ab. Ebenso auch die Notwendigkeit zum Gebrauch von Sumatriptan. Die Zahl der attackenfreien Tage nahm zu.

Natürlich sind sieben Patienten keine aussagekräftige Basis, doch scheint hier ein gewisses Potenzial verborgen zu sein.

VII Fragwürdige Therapieansätze

58. Was ist der Placeboeffekt?

Mit Placebo wird ein Effekt bezeichnet, bei dem ein sogenanntes Scheinmedikament, also z. B. eine Pille ohne jeglichen Wirkstoff, dennoch einen positiven Einfluss auf die zu behandelnde Erkrankung zeigt. Allein durch die Erwartung des Patienten, dass eine Wirkung eintreten kann, wird eine Verbesserung herbeigeführt.

Bekannt ist ferner, dass der Placeboeffekt durch Begleitmaßnahmen verstärkt werden kann. Solche Verstärker können sein:

- der Arzt im weißen Kittel anstatt einer Krankenschwester
- eine Injektion anstatt einer Tablette
- eine engmaschige Betreuung anstatt eines nur gelegentlichen Kontakts
- ein (vermeintlich) hoher Preis des Medikaments anstatt einer preiswerten Alternative
- farbige Tabletten anstatt weißer
- usw.

Diese Auswirkungen sind sehr genau zu beachten, wenn beispielsweise Zulassungsstudien durchgeführt werden, da ein zu geringer Ergebnisunterschied zwischen dem zu prüfenden Medikament und Placebo das Ergebnis bis hin zur Nichtzulassung verfälschen kann.

59. Gibt es beim Clusterkopfschmerz den sogenannten Placeboeffekt?

Was zunächst wegen der enormen und schier unverwechselbaren Schmerzattacken als unvorstellbar galt, hat sich im Laufe der Jahre als tatsächlich gegeben herausgestellt: Ja, auch beim Clusterkopfschmerz kommt der Placeboeffekt zum Tragen.

Wirkungseintritte in der Größenordnung von etwa 20 % können damit erklärt werden, dass sich auch ohne Zuführung eines realen Medikaments das Schmerzgeschehen verbessert.

Daher werden in der Regel zur Bewertung eines Medikaments oder einer Behandlungsmethode ein Minimum von 50 % Wirkung angestrebt.

60. Kann durch eine sogenannte Prismenbrille das Clusterkopfschmerz-Geschehen verbessert werden?

Annähernd jeder Mensch hat eine sogenannte Winkelfehlsichtigkeit, die in der Regel absolut ungefährlich ist und vom Gehirn durch Interpretation der beiden Einzelbilder der Augen korrigiert wird. Stärkere Winkelfehlsichtigkeiten (»Schielen«) werden durch entsprechende Prismenbrillen ausgeglichen.

Vereinzelt wird eine derartige Brille als Therapieansatz zur Behandlung des Clusterkopfschmerzes angeboten.

Von der Anwendung einer solchen Brille ist dringend abzuraten, da der Einsatz dieses optischen Instruments bei ansonsten gesunden Augen zu derart erheblichen Schädigungen führen, dass eine dauerhafte Schädigung der Augen nur noch operativ vermieden werden kann.

Einschlägige Anfragen wurden von Neurologen, Optikern, Augenärzten und dem Deutschen Optiker-Verband als ineffektiv bis hin zu schädlich beantwortet.

61. Ist die Anwendung von Cannabis eine gangbare Therapie, den Clusterkopfschmerz zu behandeln?

Zu Cannabis oder Cannabinoid-Produkten sind den Autoren keine aussagekräftigen Studien zur Wirksamkeit beim Clusterkopfschmerz bekannt. Das bedeutet allerdings auch, dass alle vorliegenden Informationen lediglich auf individuelle Einzelfallberichte beruhen. Und diese geben auf Nachfrage regelmäßig an, dass der Schmerz unbeeinflusst bleibt, lediglich eine gewisse mentale Distanz zum Schmerzgeschehen entsteht.

In Anbetracht der Unwirksamkeit gegen das Schmerzgeschehen und möglicher Risiken (insbesondere bei nicht-medizinischen Produkten), von möglichen halluzinogenen Wirkungen bis hin zu Abhängigkeiten, ist von der Anwendung zur Clusterkopfschmerz-Behandlung dringend abzuraten.

62. Kann Cannabis einen Rebound-Effekt auslösen?

Selbst wenn denn mal eine Clusterkopfschmerz-Attacke durch den Cannabis-Einsatz unterdrückt werden konnte, wird anekdotisch berichtet, dass wenig später ein sogenannter »Rebound-Effekt« eintritt. Das bedeutet, dass eine derart unterdrückte Attacke im Nachgang umso stärker durchbricht und dann schwer bis gar nicht therapierbar ist – dann helfen meist keine Sauerstoffinhalation und auch keine Triptane. Die Rebound-Attacke schlägt mit voller Wucht zu und kann nicht beendet werden... bis zu drei Stunden lang.

63. Können »Magic Mushrooms« hilfreich sein?

»Magic Mushrooms« oder »Zauberpilze« bezeichnen eine Gruppe von Pilzen, die den Wirkstoff Psilocybin enthalten. Dieser psychoaktive Wirkstoff ist nach dem Betäubungsmittelgesetz als illegale Droge einzustufen.

Vereinzelt wird der Konsum dieses Stoffes von den Patienten zu therapeutischen Zwecken eingesetzt. Doch auch hier gilt – ebenso wie bei den Cannabinoiden – dass der Schmerz nicht beeinflusst wird und bestenfalls eine distanziertere Wahrnehmung die Folge ist. Schlimmstenfalls können jedoch heftige Halluzinationen einsetzen.

Neben der Illegalität ist das Problem der Dosierung hier hervorzuheben. Da ein legaler Vertrieb nicht besteht, ist der Konsument auf »dunkle Quellen« angewiesen. Dabei besteht keinerlei Übersicht, wie stark die Wirkstoffkonzentration in der jeweiligen Portion enthalten ist. Damit kann sehr schnell eine Überdosierung zu schwersten Nebenwirkungen führen.

64. Kann man mit Akupunktur dem Schmerz beikommen?

Die Akupunktur wurde in China entwickelt und ist Teil der sogenannten Traditionellen Chinesischen Medizin (TCM). Natürlich leiden auch in China und allgemein in Ostasien Menschen an Clusterkopfschmerzen. Folgerichtig wurde dort, und zwar in Taiwan, auch eine Studie durchgeführt mit der Frage, ob mit der Akupunktur das Leiden gelindert werden kann[6]. Das ernüchternde Ergebnis: Nein, beim Clusterkopfschmerz hilft keine Akupunktur. Wenn das schon von den »Erfindern der Akupunktur« bestätigt wird, sollte dieser Therapieansatz von vornherein abgelehnt werden. Zur Klarstellung: Bei anderen Erkrankungen kann Akupunktur durchaus hilfreich sein.

65. Kann mit »Elektro-Akupunktur« der Clusterkopfschmerz gemildert werden?

Bei der Elektro-Akupunktur wird über die gesetzten Nadeln zusätzlich eine Elektrostimulation aktiv.

Unter dem Begriff »Axomera®« wird dieses Verfahren seit kurzem angeboten. Nach einer Studie, die der Hersteller selbst mit eigenen Patienten durchführte, soll eine Wirksamkeit bei rund der Hälfte der Patienten erfolgt sein. An einem der Clusterkopfschmerz-Competence-Center wurde dieser Therapieansatz ebenfalls angeboten und durch eine anwendungsbegleitende Beobachtung bewertet. Demnach ist das Ergebnis nicht ganz reproduzierbar, wenn auch in Einzelfällen sehr gute Ergebnisse erzielt wurden. Ansonsten therapieresistente Patienten konnten in etwa 30 % von dieser Methode profitieren.

Die Anwendung dieser Methode ist indes keine Leistung, die von den gesetzlichen Krankenkassen erstattet wird. Bei einem Preis von über 100 € pro Sitzung ist das in den Augen der Autoren ein Aspekt, von dieser Methode abzuraten.

---

6 U. a.: Lin K-H, Wang P-J, Fuh J-L, Lu S-R, Chung C-T, Tsou H-K, Wang S-J (2004) Cluster headache in the Taiwanese – a clinic-based study. Cephalalgia; 24:631–638. London. ISSN 0333–1024

66. Können »Globuli« respektive die Homöopathie den Clusterkopfschmerz verbessern?

Wohl jeder Clusterkopfschmerz-Patient, der mehrere Jahre auf seine Diagnose warten musste, hat im Laufe der Zeit auch diese Behandlungsmethode versucht, weil nun einmal jeder nach jedem noch so kleinen Strohhalm greift.

Die immer wieder geäußerte Erfahrung ist ganz eindeutig, dass mit diesem Behandlungsweg kein Erfolg erzielt werden kann.

67. Welche weiteren wirkungslosen Therapieansätze sind bekannt?

Neben den bereits in den 1990er Jahren in der Therapieleitlinie als wirkungslos beschriebenen opioidhaltigen und nicht-opioidhaltigen allgemeinen Schmerzmitteln sind hier vor allem alle Methoden zu nennen, die im weitesten Sinn in den Bereich Esoterik einzuordnen sind, beispielsweise:

- Schamanismus
- Gesundbeten
- Handauflegen
- Clusterkopfschmerz-Wallfahrten
- Verzicht auf Piercings oder Tätowierungen
- ...

Die Anbieter verlangen häufig eine gehörige Bezahlung für ihre »Leistungen«, ohne eine Gewähr übernehmen zu können, dass tatsächlich eine Linderung eintritt.

VII Fragwürdige Therapieansätze

Aus eigener Erfahrung der Autoren kann auch die Behandlung durch einen »Heilpraktiker« hier eingeordnet werden.

VIII Psychische Begleiterkrankungen zum Clusterkopfschmerz

Federführend: Ramona Geupert

68. Ist man mit Clusterkopfschmerz psychisch krank?

Primär nein! Jedoch stellt der Clusterkopfschmerz für viele Betroffene eine psychische Beeinträchtigung dar. Durch den Schlafentzug ist man schneller übermüdet. Der heftige Attackenschmerz kann zermürben. Es kann sich eine Angst vor dem Auftreten einer neuen Attacke entwickeln, da sich diese auf Grund der fehlenden Vorhersagbarkeit nicht kontrollieren lassen. Chronische Verläufe können zu Hoffnungslosigkeit und einer resignativen Einstellung führen. Muss man dann noch arbeiten oder hat gegebenenfalls ein Kind zu versorgen, kommt man wahrscheinlich schneller an seine Grenzen als normalerweise.

Das heißt, als Betroffener muss ich keine psychische Begleiterkrankung haben, allerdings kann sich eine solche entwickeln.

69. Was sind »typische« psychische Begleiterkrankungen?

Durch einen gestörten Schlafrhythmus (nächtliche Attacken) ist es nicht untypisch, dass Betroffene mit Ein- und Durchschlafstörungen zu kämpfen haben. Diese können bei verminderter Leistungsfähigkeit tagsüber zu einer rascheren körperlichen, aber auch seelisch-geistigen Erschöpfbarkeit im Berufsleben und im Alltagsleben führen. Gemeinsam mit den Schmerzen zeigt sich nicht selten eine deutliche Beeinträchtigung der Lebensqualität. Dadurch können sich unter anderem Angststörungen, psychovegetative Erschöpfungssyndrome und Depressionen entwickeln.

Dennoch sollte man sich *niemals* selbst diagnostizieren, sondern einen Facharzt aufsuchen.

70. Was bedeutet Clusterkopfschmerz psychisch für die Angehörigen?

Angehörige (Eltern, Geschwister, Freunde, Partner etc.) sind im Grunde genommen ebenfalls Betroffene. Sie müssen in den meisten Fällen während einer Attacke hilflos zusehen und leiden darunter, dass sie nichts für den Clusterkopfschmerz–Patienten tun können. Dies kann psychisch zu einer großen Herausforderung werden.

Das heißt, auch der Angehörige sollte psychisch gut für sich sorgen und bedarfsweise Hilfe in Anspruch nehmen. Wichtig ist auch eine offene Kommunikation des Betroffenen und der Angehörigen untereinander. Es empfiehlt sich zudem, den Angehörigen in Arztgespräche mit einzubeziehen. Nicht nur der Clusterkopfschmerzpatient sollte gut aufgeklärt sein, sondern auch die Angehörigen. Dies erleichtert oftmals den Umgang mit der Erkrankung, aber auch die Kommunikation untereinander.

71. Was kann man prophylaktisch für seine Psyche tun?

Egal ob episodischer oder chronischer Clusterkopfschmerz: Jeder sollte für sich und seine Psyche gut vorsorgen. Was einem in Ruhephasen letztlich guttut, muss man austesten.

Beispiele:

- Entspannungsverfahren wie z. B Autogenes Training, Progressive Muskelentspannung, Meditation
- Spaziergänge
- Sport
- sich mit Freunden treffen
- kreativ sein (malen, basteln)
- Ausflüge usw.

Dies sind nur ein paar Beispiele, sie können ganz individuell gestaltet werden.

Der Bundesverband der Clusterkopfschmerz-Selbsthilfe-Gruppen hält eine Broschüre bereit, in der speziell für Episodiker aufgezeigt wird, was diese in der Remissionsphase Gutes für sich tun können.

72. Welche fachliche Unterstützung kann ich in Anspruch nehmen?

Hier gibt es viele verschiedene Optionen.

In erster Instanz sollte man offen gegenüber seinem behandelnden Hausarzt/Neurologen sein und seine psychischen Begleitsymptome offen schildern. Ist der behandelnde Arzt der Meinung, dass hier eine weitere

Fachkraft sinnvoll wäre, dann gibt es die Option, sich einen Psychiater, Psychologen oder Psychotherapeuten zu suchen. Oftmals ist hier die Schwierigkeit, einen zeitnahen Termin zu bekommen, gegeben. Dennoch lohnt es sich, sich auf Wartelisten setzen zu lassen.

Als weitere Option in Akutfällen gibt es in jedem Bezirk Akut-Psychiatrien, die in suizidalen Fällen zur Aufnahme verpflichtet sind.

In einigen Bereichen in Deutschland, wie z. B. in Bayern, gibt es sogenannte Krisentelefone. Diese sind meistens in der Nacht und an Wochenenden besetzt, sodass man telefonisch eine Fachkraft sprechen kann.

Eine weitere Option ist noch die Telefon-Seelsorge, die rund um die Uhr unter 0800/1110111 oder unter 0800/1110222 erreicht werden kann.

Kirchliche, karitative und kommunale Einrichtungen bieten in der Regel vor Ort Beratungsstellen an.

73. Was bedeutet es für Eltern von Kindern mit Clusterkopfschmerzen?

Für Eltern von Kindern, die betroffen sind, ist es eine sehr große Herausforderung. Da es hier auch noch keine zugelassenen Medikamente zur Behandlung gibt, sind den Eltern die Hände gebunden und sie müssen zusehen, wie das eigene Kind die Attacke »aussitzt«.

Wahrscheinlich kann sich jeder Elternteil vorstellen, wie schlimm es ist, sein Kind leiden zu sehen und hilflos dabei zu stehen.

Eltern sollten bei den Arztbesuchen unbedingt auch offen über ihr eigenes Befinden sprechen und sich gegebenenfalls professionelle Unterstützung holen. Auch die Geschwister sollten unbedingt mit einbezogen und aufgeklärt werden.

In manchen Fällen kann es auch ratsam sein, eine Familientherapie in Anspruch zu nehmen.

74. Ist ein psychosomatischer Klinikaufenthalt sinnvoll/ratsam?

Ein psychosomatischer Klinikaufenthalt kann auf jeden Fall ein positiver Faktor sein.

In einer psychosomatischen Klinik werden verschiedene Therapieansätze, die zur Stabilisierung genutzt werden, angeboten. Hier gibt es meistens neben der ärztlichen Betreuung psychologische Einzel- und Gruppentherapien, Entspannungsverfahren, Sport, balneo-physikalische Therapie, Physiotherapie, Kunsttherapie und vieles weitere. Die genauen Therapieoptionen sind klinikabhängig und werden individuell mit dem Patienten zu einem Wochenplan gestaltet.

Jedoch sollte man sich im Vorfeld bei der Klinik informieren, ob diese Erfahrungen mit Clusterkopfschmerzpatienten hat und diese Erkrankung auch adäquat behandelt wird (vgl. Fragen 25–27).

75. Welche psychischen Herausforderungen betreffen insbesondere Jugendliche?

Jugendliche sind in anderen Bereichen besonders gefordert. In der Pubertät kann die Psyche »verrückt« spielen. Es ist die Zeit der Ablösung von den Eltern mit Autonomie- und eigener Identitätsfindung und den Reflexionen über den Sinn des Lebens. Dann kommen Themen auf, die vorher uninteressant waren, wie z. B. die erste große Liebe oder Erfahrungen im Bereich Sexualität.

Wenn ein Jugendlicher von Clusterkopfschmerz betroffen ist, kann dies in Kombination mit den oben genannten Problemen schnell zur Überforderung führen. Da man als jugendlicher Mensch oftmals ungern über gewisse Themen mit den Eltern spricht, sollten diese besonders achtsam auf die Befindlichkeit des Betroffenen sein. Es sollte auch hier erforderlichenfalls das Angebot einer weiteren Fachkraft genutzt werden.

76. Welche psychischen Herausforderungen betreffen insbesondere junge Erwachsene?

Auch junge Erwachsene haben bestimmte neue Lebenssituationen. Hier sind es zum Beispiel folgende Themen:

- Auszug/Umzug in die erste eigene Wohnung
- Ausbildung/Studium
- Heirat
- eigene Kinder

Dies sind alles neue Lebensumstände mit Berufsplanung, der Lebensplanung und mit wachsenden Verantwortlichkeiten, die generell eine große Herausforderung darstellen können. Oftmals muss die sogenannte »Work-Life-Balance« erarbeitet oder überarbeitet werden. Auch hier gilt: sollte ich bemerken, dass ich es allein nicht schaffe, dann hole ich mir Unterstützung. Auch der Austausch mit gleichaltrigen Betroffenen ist sehr sinnvoll und kann zur Stabilisierung der Psyche sinnvoll sein.

IX Berufliche Aspekte im Zusammenhang mit Clusterkopfschmerz

77. Kann der Clusterkopfschmerz-Patient seinem Beruf weiterhin nachgehen?

In aller Regel lautet hier die Antwort »Ja«. Selbstverständlich ist immer der Einzelfall zu berücksichtigen: Besteht eine episodische oder eine chronische Form des Clusterkopfschmerzes? Wie häufig treten die Attacken während der Arbeitszeit auf? Wie stark ist der Patient durch nächtliche Attacken geschwächt? Wie risikobehaftet ist die Arbeit im Falle einer Attacke? Und so weiter.

Das größte Problem dürften die Ausfallzeiten darstellen – welcher Arbeitgeber will schon hohe Krankenstands-Zeiten in Kauf nehmen. Hier kann es hilfreich sein, unter den Schutz der Schwerbehinderung zu kommen. In diesem Fall steht bei einer beabsichtigten Kündigung der Integrationsfachdienst an der Seite des Arbeitnehmers und setzt sich für diesen ein.

Wenn die Arbeit durch eine Attacke stark risikobehaftet ist (bspw. Flugzeug-Pilot, Lokführer, Feuerwehrmann o. ä.), ist sicherlich eine betriebsinterne Umbesetzung anzustreben. Ansonsten wird aber meist die Möglichkeit bestehen, für die Zeit der Attacke den Arbeitsplatz ruhen zu lassen und nach der Attacke die Arbeit wieder aufzunehmen.

Erfahrungen zeigen, dass – insbesondere in kleinen Teams – eine Sensibilisierung für das Thema viel Verständnis und Entgegenkommen der Kollegen bewirkt.

Individuelle Beratungen bieten hier auch die Betriebsräte, die Schwerbehindertenvertretungen und nicht zuletzt auch die Selbsthilfegruppen an.

78. Wie offen kann/soll man mit der Erkrankung im beruflichen Umfeld umgehen?

Hier ist, neben den in der vorstehenden Frage genannten Berufs-/Sparten-Besonderheiten, insbesondere die individuelle Persönlichkeit des Betroffenen ausschlaggebend. Wie stark ist der Patient im Umgang mit den Kollegen/Vorgesetzten und kann er seine Situation emotionslos und neutral beschreiben und dabei auch gleichzeitig die Bereitschaft zur weiteren Arbeitswahrnehmung klarmachen – dann sollte er auf jeden Fall das Thema ansprechen und für Verständnis werben. Hilfreich ist es dabei auch, wenn Kollegen eine Attacke miterleben können – dann wird deutlich, dass es mehr ist als »nur ein wenig Kopfweh«.

Das erhöht nicht nur die persönliche Akzeptanz, sondern sorgt auch für eine Verbreiterung der Bekanntheit dieser seltenen Krankheit und damit auch für steigende Akzeptanz in der Gesellschaft und im Berufsleben.

79. Beeinflussen meine Medikamente meine Arbeitsfähigkeit/Aufmerksamkeit?

Eine eindeutige Antwort kann auf diese Frage hier nicht gegeben werden, da das persönliche Empfinden von der objektiven Wahrnehmung durchaus abweichen kann. Dazu bietet der Beipackzettel der Medikamente eine erste Hilfe: Sind hier entsprechende Warnhinweise vorhanden, so sind

79. Beeinflussen meine Medikamente meine Arbeitsfähigkeit/Aufmerksamkeit?

diese unbedingt zu beachten. Weitere Aufklärung – insbesondere auch zum Zusammenwirken mehrerer Medikamente – ist unbedingt im Arztgespräch zu holen.

Dass man während der Attacke weder arbeits- noch leistungsfähig ist, wird jedem Betroffenen aus dem eigenen Erleben heraus klar sein. Bekannt ist darüber hinaus auch, dass bereits vor dem Einsetzen des Schmerzes und auch nach dessen Abklingen jeweils bis zu 60 Minuten kognitive Einschränkungen bestehen können, die beispielsweise auch die Reaktionsfähigkeit herabsetzen können (vgl. Frage 9).

X Private Aspekte im Zusammenhang mit Clusterkopfschmerz

80. Ist das Familienleben durch den Clusterkopfschmerz eingeschränkt?

Das Familienleben ist in vielfältiger Weise eingeschränkt:
Ganz offensichtlich sind die Entbehrungen der Familie, wenn durch die unvorhersehbaren Attacken Termine, Familientreffen, Verabredungen mit Freunden oder Ausflüge abgesagt oder abgebrochen werden müssen.

Weniger offensichtlich jedoch umso intensiver sind die Störungen der Nachtruhe des Partners durch die nächtlichen Attacken.

Doch schlimmer noch wird es vielfach, wenn durch die attackenbedingte (vorübergehende!) psychische Veränderung oder Verhaltensänderung, Vergesslichkeit, Aggressivität der Haussegen schief hängt. Auch die Nebenwirkungen mancher Medikamente können sich vorübergehend negativ auf das Verhalten des Patienten auswirken.

Hier ist es sehr wichtig, dass die Angehörigen sich mit dem Krankheitsbild und den dadurch möglicherweise verursachten »Ausfallerscheinungen« vertraut machen und sich darauf einstellen.

81. Was können die Angehörigen dagegen unternehmen?

Das Wichtigste für die Angehörigen ist es, sich über das Krankheitsbild zu informieren und dem Patienten keine Vorwürfe für seine Verhaltensänderung zu machen, da diese weder gewollt noch beeinflussbar für den Patienten ist. An dieser Stelle ist es dringend erforderlich, dass sich die Angehörigen ruhig und verständnisvoll zeigen – wenn die Attacke abgeklungen ist, wenn die Episode zu Ende geht, ist der Patient in aller Regel wieder »der Alte«.

In dieser schmerzfreien Zeit zwischen den Episoden sollten sich die Familienangehörigen zusammensetzen und alles bereden, was sie gegenseitig stört und versuchen, Verständnis für die jeweils andere Seite zu entwickeln.

Unter Umständen kann es hilfreich sein, professionelle Hilfe in Anspruch zu nehmen.

82. Soll man (kleine) Kinder an die Krankheit heranführen?

Kinder sind sehr empfindsame Menschen, die sich leicht ängstigen, wenn der Papa oder die Mama sich vor Schmerz winden oder gar schreien und/oder weinen.

Daher sollte die Familie sich ganz besonders viel Zeit nehmen und den Kindern erklären, dass es sich um eine äußerst schmerzhafte, aber nur zeitlich begrenzt auftretende Kopfschmerzerkrankung handelt und der Betroffene nach der Attacke (und einer kleinen Erholungspause) wieder der gewohnte Papa oder die gewohnte Mama ist.

Allerdings sollten die Kinder auch angehalten werden, den Patenten in der Attacke in Ruhe zu lassen, um sie auch nicht der Gefahr auszusetzen, durch die vermeintlichen »Launen« zu verschrecken.

Wenn die Kinder bereits reifer sind, kann man sie auch in die Betreuung mit einbeziehen: Sie können kleine Handreichungen machen und zum Beispiel die Cool- oder Icepacks reichen, den Sauerstoff bereitstellen und – im entsprechend verständnisvollen Alter – können Sie auch die Medikamente angeben und eventuell auch eine Injektion verabreichen (der Autor hat die Erfahrung gemacht, dass sich seine Kinder gerade dabei »sehr groß« und »verantwortungsvoll« fühlten).

83. Wie sind die anderen Familienmitglieder einzubeziehen?

Die weiteren Familienmitglieder, wie Geschwister, Eltern, Schwiegereltern, Onkel, Tante usw. sollten auf jeden Fall dann, wenn Besuche anstehen, entsprechend informiert und vorbereitet sein.

Auch wenn von den Verwandten gut gemeinte Ratschläge kommen, die nach der eigenen Erfahrung nicht zielführend sind, darf man diese auch freundlich, aber bestimmt zurückweisen. Der nicht betroffene Partner sollte sich auch nicht von Aussagen wie »Willst du dich nicht mal um deinen Mann/deine Frau kümmern?« aus der Ruhe bringen lassen. Sie als Angehöriger wissen am ehesten, was ihrem Partner guttut und was auf gar keinen Fall sein soll. Die allermeisten Patienten können z. B. in der Attacke keine körperliche Nähe vertragen, also halten Sie auch die anderen Familienangehörigen in dieser Zeit auf Abstand zu dem Patienten.

84. Ist die Teilnahme am Vereinsleben möglich?

Ja, aber nur eingeschränkt! Bei den allermeisten Vereinen besteht die Notwendigkeit der regelmäßigen Teilnahme; seien es die Trainings in Sportvereinen, die Proben bei Musizierenden oder Theatervereinen, seien es die ehrenamtlichen Aufgaben in sonstigen Vereinen (Selbsthilfeorganisationen, Tafeln usw.). Diese regelmäßige Teilnahme kann von Clusterkopfschmerz-Patienten nicht immer uneingeschränkt realisiert werden. Durch plötzlich und unvorhersehbar auftretende Attacken kann eine Verspätung oder gar ein kompletter Ausfall der Teilnehme die Folge sein.

Wer vielfach bei Proben und Trainings fehlt, ist selbstverständlich auch für entsprechende Aufführungen, Auftritte, sportliche Wettkämpfe und ähnliche Termine nicht perfekt vorbereitet und steht dann möglicherweise in der Kritik für gemachte Fehler.

Besonders schlimm wird es, wenn der Patient während der öffentlichen Auftritte oder Spiele von einer Attacke heimgesucht wird und dann die Formation verlassen muss.

Häufig wird dadurch der Spaß an der Freizeitgestaltung auch vom Patienten selbst als immer stärker eingeschränkt gesehen werden und letztlich dazu führen, dass er den Verein verlässt oder zumindest die aktive Mitarbeit niederlegt.

Vereinsamung droht!

Hier ist anzuraten, dass der Patient – in Absprache mit den Vereinsverantwortlichen – sich wenigstens für die Zeit der Episoden in eine Position versetzen lässt, in der die Ausfallzeiten nicht allzu sehr dem gesamten Verein schaden. Das sichert wenigstens den Kontakt zu den anderen Vereinsmitgliedern und kann auch genutzt werden, in diesem Kreis das Krankheitsbild weiter publik zu machen. Denn je mehr Menschen diese Krankheit kennen, umso größer wird die Akzeptanz dafür in der Gesellschaft.

85. Ist eine ungehinderte Teilnahme am kulturellen Leben möglich?

Ungehindert bestimmt nicht! Abgesehen davon, dass die Patienten sich in der Episode eher nach Ruhe zwischen den Attacken sehnen, als dann auch noch Aktivitäten an den Tag zu legen, besteht dennoch die Sehnsucht nach Normalität und nach Abwechslung vom ständigen daheim sein. Wie oft kommt es vor, dass man lange vorher bereits Eintrittskarten für ein Konzert, ein Theaterstück oder ähnliches besorgt hat und dann beginnt wenige Tage vorher die nächste Episode und macht alle Pläne zunichte!

In solchen Fällen kann es hilfreich sein, eine sogenannte Kurzzeit-Prophylaxe zu nutzen. Näheres dazu finden Sie bei Frage 13 beantwortet.

Ansonsten sollte auch hier nicht auf die Mitnahme der Akutmedikation verzichtet werden, notfalls ist die Attacke durch z. B. eine Injektion oder die Anwendung eines Nasensprays schnellstmöglich zu beenden. Die Sauerstoffinhalation ist bei derartigen Gelegenheiten eher unpraktisch und bietet auch die Gefahr der Zutrittsverweigerung, da die Sicherheitskräfte nicht einschätzen können, was es mit dem Druckgasbehälter auf sich hat.

86. Ist ein spontaner Urlaubsflug (»Last Minute«) realisierbar?

In einer zu erwartenden langen Remissionszeit (die symptomfreie Zeit zwischen den Episoden) kann der Betroffene sicherlich ganz anders und lockerer mit der Erkrankung umgehen als während einer Episode oder auch, wenn das Einsetzen der nächsten Episode schwer vorhersagbar ist.

Im Regelfall wird eine gewisse Vorbereitungszeit notwendig sein. Wie auch in einem anderen Ratgeber ausgeführt[7], ist für die Mitnahme des Sauerstoffs im Handgepäck eine mehrwöchige Vorbereitung erforderlich, und auch beim Einchecken ist eine zusätzliche Zeit einzuplanen.

Eine Alternative bietet der Auslandsservice vieler Sauerstoff-Anbieter: Mit entsprechender Vorlaufzeit kann man für ein bestimmtes Datum eine stationäre Sauerstoffanlage (10-Liter-Flasche) an seinen Urlaubsort vorbestellen. In der Regel steht die Flasche dann schon bei Ankunft im Hotelzimmer. Informieren Sie sich in dem Fall frühzeitig bei Ihrem Sauerstofflieferanten.

87. Wie soll ich mich in öffentlichen Verkehrsmitteln bei einer Attacke verhalten?

Im Bus oder im Zug ist es eine besondere Herausforderung, eine Attacke schnell zu behandeln.

Mit einem Nasenspray ist das noch relativ einfach und »unauffällig« zu bewerkstelligen. Das kann man sich am Sitzplatz verabreichen, ohne allzu viele neugierige Blicke auf sich zu ziehen.

Im Zug kann man eventuell noch die Toilette aufsuchen, um sich dort eine Injektion zu setzen. Doch ist gerade eine Zugtoilette auch kein unbedingt sehr angenehmer Aufenthaltsort, wenn sie nicht ohnehin defekt ist.

Da die Spritze in Schenkel, Bauchfalte oder Oberarm injiziert werden kann, kann der Patient, der vielleicht gewöhnlich in den Schenkel injiziert, in dieser Situation auch eine andere, weniger auffällige Injektionsstelle benutzen. Der Erfolg ist unabhängig davon, wo die Spritze gesetzt wird.

---

[7] Müller, Harald (2003) Clusterkopfschmerz – 100 Fragen, 100 Antworten, CSG-Verlag

Die Sauerstoffinhalation kann recht unproblematisch an jedem Ort durchgeführt werden.

Um sich vor neugierigen oder auch nur hilfsbereiten Anfragen während der Attacke zu schützen, hält der Bundesverband der Clusterkopfschmerz-Selbsthilfe-Gruppen Info-Karten bereit, mit denen der Hilfsbereite kurz und schnell informiert wird, sich während der Attacke bitte zurückzuhalten.

88. Soll ich meine Erkrankung verheimlichen?

Ein Verheimlichen der Erkrankung dürfte im engsten Familienkreis (Partner, Kinder, Eltern) schier unmöglich sein. Hier empfiehlt es sich, offen damit umzugehen und je nach Verständnisfähigkeit den Angehörigen »reinen Wein« einzuschütten. Wichtig dabei ist es, darauf hinzuweisen, dass die Erkrankung per se nicht lebensbedrohlich ist (vgl. auch Frage 81).

Im weiteren Familienkreis (Großeltern, Onkeln und Tanten usw.) oder auch im Freundes- und Nachbarschaftskreis ist vor allem das persönliche Verhältnis zugrunde zu legen: Bestehen enge Kontakte oder sieht man sich nur alle Jubeljahre; versteht man sich gut oder bestehen Spannungen; bestehen bei den anderen Familienangehörigen, Freunden, Nachbarn eigene schwerwiegende Erkrankungen? Diese Fragen sind mit ausschlaggebend, ob den anderen das eigene Leid verständlich gemacht werden kann oder ab man sie besser »verschont« – hier kann keine allgemeinverbindliche Aussage getroffen werden.

Wie bereits bei Frage 77 im beruflichen Kontext angesprochen, ist ein offener Umgang mit der Erkrankung in den meisten Fällen anzustreben und meist hilfreich. Er erleichtert vor allem den Umgang mit einer aufkommenden Attacke beim gemeinsamen Zusammensein, ohne dass dann erst mit Erklärungen begonnen werden muss, wenn man ohnehin andere Sorgen hat.

Letztlich muss jeder Betroffene den offenen Umgang für sich selbst entscheiden.

XI Was bietet die Selbsthilfe?

89. Was können Selbsthilfegruppen leisten?

In Selbsthilfegruppen werden keine Behandlungen im medizinischen Sinn durchgeführt. Hier werden Erfahrungen und Kenntnisse aus eigenem Erleben und eigener Erfahrung vermittelt.

Die Selbsthilfegruppen bieten zu bestimmten Krankheitsfeldern Beratungen an, die aufzeigen, wo und wie die richtige, leitliniengerechte Therapie erfolgen soll.

Die regionalen Gruppen kennen sich in der Regel vor Ort gut aus und können Ärzte in der Region benennen, die für die Behandlung dieses Krankheitsbilds in Frage kommen.

Besonders wichtig ist der Austausch der Betroffenen untereinander. Dadurch wird neu hinzukommenden Menschen – gerade bei Seltenen Erkrankungen – das Gefühl vermittelt, nicht allein zu sein. In den Gruppen besteht Geborgenheit und Vertraulichkeit. Vielfach entwickeln sich aus diesen Gruppen heraus Freundschaften.

Vielfach bieten Selbsthilfegruppen darüber hinaus auch weitergehende Hilfestellungen z. B. im Umgang mit Ämtern und Behörden an.

Auch gesellige Treffen, wie Sommerfest oder Weihnachtsfeier, die allein der privaten Kontaktvertiefung dienen, sind nicht selten.

90. Gibt es spezielle Selbsthilfegruppen für Clusterkopfschmerz?

Im Bundesverband der Clusterkopfschmerz-Selbsthilfe-Gruppen (CSG) e.V. haben sich bundesweit viele lokale/regionale Selbsthilfegruppen, die sich ausschließlich dem Clusterkopfschmerz (und den verwandten trigemino-autonomen Kopfschmerzen; vgl. Frage 4) widmen, zusammengeschlossen, um den Patienten dieser seltenen Kopfschmerzerkrankung mit Rat und Tat zur Seite zu stehen.

Ein wichtiger Bestandteil der Gruppenarbeit ist auch die Betreuung der Angehörigen, die aufgrund der Erkrankung des Partners mindestens genauso sehr leiden, wenn auch auf anderer Ebene, wie der Betroffene selbst.

Die jeweiligen Gruppenleiter sind untereinander und über die Landesebene auch sehr eng mit dem Bundesvorstand vernetzt und erhalten regelmäßige Fortbildungsangebote sowie Unterstützung bei speziellen Fragen.

Ein wissenschaftlicher Beirat sowie viele sehr gute Kontakte zu den einschlägigen Spezialisten stellen sicher, dass die Informationen stets auf dem aktuellen Stand sind.

91. Macht es Sinn, mich in einer Selbsthilfegruppe aktiv zu engagieren?

Ein aktives Engagement in der Selbsthilfearbeit bietet viele Möglichkeiten, sich selbst »etwas Gutes zu tun«. So erfährt man beispielsweise über die regelmäßigen Schulungen und Fortbildungen, bei den Patiententagen und den Treffen mit den Ärzten stets die aktuellen Neuigkeiten in der Entwicklung der Therapie. Man kann sich selbst bei der Verbesserung der Versorgungssituation einbringen und nachhaltige Änderungen anstoßen und beschleunigen. Durch die aufklärenden Gespräche mit Hilfesuchenden erfährt der Hilfegeber viel Dank, eine Stärkung des Selbstbewusstseins sowie einfach nur ein gutes Gefühl.

Insbesondere das eigene Wissen um die Erkrankung verschafft dem aktiv in der Selbsthilfegruppe Tätigen eine gewisse Leichtigkeit im Umgang mit den Attacken und den begleitenden Problemen.

Auch im Lebenslauf macht es einen guten Eindruck, wenn dort aufgeführt wird, dass man sich ehrenamtlich engagiert, denn es zeugt von Offenheit im Umgang mit anderen Menschen, Eigeninitiative und wird von potenziellen Arbeitgebern i. d. R. sehr wohlwollend zur Kenntnis genommen.

XII Welche Fragen bewegen junge Menschen mit Clusterkopfschmerz? Fragen der Jungen-CSG

Federführend: Johanna Simon

Die nachstehenden Fragen (ab Nr. 93) wurden von der »Jungen-CSG« zusammengetragen und beantwortet.

Die Autoren haben Wert daraufgelegt, hier die »junge Sprache« beizubehalten, um eine unverfälschte Weitergabe der Informationen zu gewährleisten.

92. Was ist die »Junge-CSG«?

Im Sommer 2021 wurde die »Junge-CSG« als Jugendorganisation der CSG e.V. in Hannover gegründet.

In der »Jungen-CSG« finden sich alle CSG-Mitglieder zusammen, die bis zu 35 Jahre alt sind.

Mit einer Übergangsfrist müssen sie dann mit der Vollendung des 40. Lebensjahres aus der »Jungen-CSG« ausscheiden.

Bei Redaktionsschluss gehören der Jungen-CSG fast 100 Verbandsmitglieder an.

93. Diagnose und jetzt? Du hast eine gesicherte Diagnose, fragst dich jetzt, wie es weiter geht?

- Prüfe erst, ob dein Neurologe nach Leitlinien behandelt und sich mit Clusterkopfschmerzen auskennt.
- Nimm Veranstaltungen der CSG e.V. oder der CCC wahr.
- Nutze die Homepage der CSG e.V.
- Nimm Kontakt zu anderen jüngeren Betroffenen und deren Angehörige/Freunde auf.

94. Schule/Studium/Ausbildung mit Clusterkopfschmerz?

- Wenn nötig, informiere die Personen in deinem Umfeld, nimm dir das Informationsmaterial der CSG e.V. zu Hilfe.
- Sprich mit deinem behandelnden Arzt über einen Nachteilsausgleich, hierzu kann dein Neurologe ein Attest oder ein Gutachten schreiben, in dem er ausführlich über die Erkrankung und deren Auswirkung auf dein tägliches Leben berichtet.

95. Wie gehe ich mit dem Clusterkopfschmerz und meiner Familie um?

- Wichtig ist, dass du der Experte deiner Krankheit wirst. Sprich offen über deine Krankheit und sag deinen Familienmitgliedern, was sie tun

können und was du gar nicht leiden kannst während einer Attacke (während einer Episode).
- Gib deinem familiären Umfeld die Chance, mit dir an der Situation zu wachsen, dein engstes Umfeld leidet genauso wie du, wenn auch ohne den körperlichen Schmerz; auch sie müssen erstmal einen Weg finden damit umzugehen.
- Kommunikation ist alles, aber setz dich nicht unter Druck, du bestimmst das Tempo!

96. Wie gehe ich mit Clusterkopfschmerz und meinem Partner um?

- Wichtig ist Offenheit und Aufklärung, für den Partner/die Partnerin kann der Cluster ebenfalls eine extreme Belastung darstellen, auf psychisch-emotionaler Ebene. Je offener das Thema Cluster in einer Beziehung kommuniziert wird – umso besser kann man als Paar die Situation meistern. Klare Kommunikation bzgl. »No-Gos« und »Gos«.
- Was kann mein Partner/Partnerin tun, wie kann er/sie mir helfen? Was möchte ich nicht? Manchmal ist es hilfreich, den Partner/die Partnerin mit zum behandelnden Arzt oder mit zu einem Gruppentreffen zu nehmen. Für die Angehörigen kann die Selbsthilfe und die Kommunikation hilfreich und wichtig sein, durch den Austausch mit anderen Betroffenen und deren Angehörige kann vieles leichter verständlich werden. Dieser Perspektivwechsel sollte immer versucht werden.

97. Clusterkopfschmerz und Sexualität: Kinderwunsch – ist das möglich?

- Findet euren Weg, seid offen und verständnisvoll.
- Beim Thema Kinderwunsch sollte immer mit dem behandelnden Arzt gesprochen werden, da hier einiges bzgl. der Medikamenteneinnahme zu beachten ist!
- Auch hier empfiehlt es sich, mit anderen Betroffenen zu sprechen, denn Clusterkopfschmerz heißt nicht, dass du/ihr kein Kind bekommen kannst/könnt.
- Ob Clusterkopfschmerz vererblich ist, kann man nicht pauschal sagen, hier laufen immer wieder Studien, im Vergleich zur Migräne scheint die Genetik jedoch eine deutlich geringere Rolle zu spielen.

98. Wie gehe ich mit Clusterkopfschmerz und meinem Freundeskreis um?

- Offenheit und Kommunikation! Du kannst am besten sagen, was geht und was nicht.
- Wichtig ist, lass dich zu nichts drängen, der Clusterkopfschmerz und du müssen auf sich achten, und auch dann, wenn das heißt, dass Alkohol während einer Episode *nicht* geht – weil er die nächste Attacke begünstigt.
- Oder wenn du als Episodiker oder als Chroniker einfach einen streng geregelten Ablauf brauchst, um ein gutes Management zwischen Attacken und Alltag zu haben, lass dich nicht unter Druck setzten.
- Manchmal ist eine Distanzierung notwendig, denn langanhaltender zusätzlicher Stress kann den Clusterkopfschmerz triggern. Wichtig ist aber: nutze die schmerzfreie Zeit ausgiebig, auch um Freundschaften zu pflegen.

99. Clusterkopfschmerz und Sport/Hobbys – geht das?

Na klar! ☺ Aber auch hier gilt: Kommunikation und Aufklärung, die Leute aus deinem freiheitlichen Umfeld können nur das wissen, was du ihnen sagst, sei offen und trau dich. Mach das, was dir guttut.

Hinweis

Die Ratschläge in diesem Buch sind sorgfältig recherchiert und geprüft worden, dennoch kann keine Garantie übernommen werden. Jede Medikamentendosierung oder Applikation erfolgt auf eigene Gefahr des Patienten. Jeder Patient ist ausdrücklich aufgefordert, die Patienteninformationen der verwendeten Medikamente sorgfältig zu studieren und gegebenenfalls erst nach der Rückfrage bei einem Spezialisten festzustellen, welches Medikament in welcher Dosierung für ihn geeignet ist. Insbesondere gilt die Notwendigkeit der Prüfung beim Vorliegen individueller Vor- oder Begleiterkrankungen und für die Angabe von Kontraindikationen durch die Herstellerfirmen, die von den hier gemachten Angaben abweichen können. Eine solche Prüfung ist besonders wichtig bei neuen oder bei seltenen Präparaten.

Die Autoren appellieren an die Leser, jede Art von Selbstversuchen zu unterlassen und Medikamente, Darreichungsformen und Dosierungen nur nach Konsultation mit dem Facharzt einzusetzen.

Gender-Hinweis: Aufgrund der besseren Lesbarkeit wird im Buch zumeist das generische Maskulin verwendet, es sind jedoch ausdrücklich immer sämtliche Geschlechter gemeint (weiblich, männlich, divers).

Danksagung

Ein ganz herzliches Dankeschön ergeht an die wissenschaftlich beratenden Ärzte, die bei der Erstellung hilfreich und mit guten Ratschlägen zur Seite standen:

Prof. Dr. med. Dipl.-Psych. Matthias Keidel
Priv.-Doz. Dr. med. Charly Gaul
Dr. med. Christoph Berwanger

Auch den Teams des Kohlhammer-Verlags und der unterstützenden Krankenkasse BKK-Dachverband sind die Autoren zu Dank verpflichtet.

Dank auch an die Mitglieder der CSG e.V., die uns bei der Auswahl der Fragen unterstützt haben, hier insbesondere: Thomas Holz.

Stichwortverzeichnis

A

Aggressivität 77
Akupunktur 63
Akut-Psychiatrien 70
Altersrente 45
Angehörige 13, 15, 68, 77, 78
Angststörungen 68
Antikörper 53, 54, 57
Arbeitsfähigkeit 74
Arzt 33, 34, 40, 44, 90–92
Atogepant 57
Attacke in der Öffentlichkeit 82
Aufmerksamkeit 74
Ausbildung 52, 90
Austausch mit anderen Betroffenen 72, 85, 91
Autogenes Training 69
Axomera 64

B

Begleitsymptome 24
Behinderung 43–45, 47, 52
Beruf 73
Betäubungsmittelgesetz 63
Bing-Horton-Neuralgie 22
Botox 59

C

Cannabis 62
CGRP 53–56
CGRP-Rezeptor 53
chronisch 23, 39, 44
Clusterkopfschmerz
 – Geschlechterverhältnis 21
Clusterkopfschmerz-Competence-Center (CCC) 34, 35, 90
Corticosteroide 41

D

DBS 28
Depressionen 68
Deseril 42
Diagnose 21, 33, 90
Ditane 53, 58
Durchschlafstörungen 67

E

Elektro-Akupunktur 64
Eltern 52, 68, 70, 71, 79
Entspannungsverfahren 69, 71
episodisch 22
Eptinezumab 55, 56
Erenumab 55, 56
Erythroprosopalgie 22

F

Familie 77–79, 90
Familientherapie 70
Festbetragsregelung 40
Fortbildungen 86
Freizeitgestaltung 80
Fremanezumab 55, 56
Freunde 77
Freundeskreis 92
Frovatriptan 27

G

Galcanezumab 55, 56
Ganglion pterygopalatinum 29
Ganglion sphenopalatinum 29, 59
Gefäßerweiterung 25
Gefäßverengung 25, 58
Gemeinsamer Bundesausschuss (G-BA) 40, 42
Gepante 53, 56, 57
Geschwister 68, 70, 79
Globuli 65
GON (Greater Occipital Nerve) 29
Grad der Behinderung 43
Gruppentherapie 71

H

Halluzinationen 26, 63
Handauflegen 65
Hinterhauptnerv 29
Histaminkopfschmerz 22
Hobbys 93
Homöopathie 65

I

Injektion 26, 41, 56, 59, 60
Internationale Klassifikation der Kopfschmerzerkrankungen (ICHD) 17, 18
Internationale Kopfschmerzgesellschaft 17

J

Jugendliche 51
Junge-CSG 51, 52, 89
Junge Erwachsene 72

K

Ketamin 26
Kinder 51, 52, 72, 78, 79
Kinderwunsch 92
Kognitive Einschränkungen 75
Kollegen 35, 73, 74
Konzentrationsstörungen 24
Krankenkasse 33, 39
Krisentelefon 70
Kulturelles Leben 81
Kündigungsschutz 45
Kunsttherapie 71
Kurzzeit-Prophylaxe 27, 81

L

Lasmiditan 58
Lithium 41

M

Magic Mushrooms 63
Meditation 69
Merkzeichen 46, 47

Stichwortverzeichnis

Methysergid 42
Müdigkeit 24

N

Nachteilsausgleiche 44–46
Naratriptan 27
Nasenspray 27, 41
Nebenwirkungen von Medikamenten 26, 42, 54, 77
Nebenwirkungen von Operationsmethoden 28
Neuralgie nach Harris 22

O

Off-Label-Use 34, 41, 42
Onabotulinumtoxin A 59
ONS (Okzipitalis-Nerven-Stimulation) 28–30, 32
OP-Methoden 28

P

Partnerschaft 91
Physiotherapie 71
Placeboeffekt 60
Primäre Kopfschmerzerkrankungen 18
Prismenbrille 61
Progressive Muskelentspannung 69
Psychische Beeinträchtigung 67
Psychische Erkrankung 67
Psychosomatische Klinik 71
Psychotherapie 40, 70

R

Reaktionsfähigkeit 75
Rebound-Effekt 62

Reha 36–38
Rimegepant 57

S

Sauerstoff 25, 36, 50
Schlafentzug 67
Schmerzmittel 65
Schule 52, 90
Schulungen 86
Schwangere 50
Schwerbehinderung 44, 47, 52
SCS (Spinal-Cord-Stimulation) 28, 30, 32
Sekundäre Kopfschmerzerkrankungen 18
Selbsthilfegruppen 15, 74, 85, 86
Senioren mit Clusterkopfschmerz 49
Sexualität 52, 71, 92
SPG-Stimulation 28, 29, 32
sphenopalatine ganglion 29
Sport 69, 71, 93
Steuerfreibetrag 45
Stimmungsschwankungen 24
Störungen der Nachtruhe 77
Studium 52, 90
Sumatriptan 36, 41, 51, 56

T

Telefon-Seelsorge 70
Therapie 15, 21, 28, 33, 37, 42, 58, 62
THS (Tiefe Hirnstimulation) 28
Traditionelle Chinesische Medizin (TCM) 63
Trigemino-autonome Kopfschmerzerkrankungen (TAK) 18
Triptan 26, 57

101

U

Ubrogepant 57
Unruhe 24
Urlaubsreise 81

V

Vagus-Nerv 31
Valproinsäure 41
Verapamil 41, 42, 49, 50
Vereinsleben 80
Vergesslichkeit 77
Verheimlichen 83
Versorgungsmedizin-Verordnung (Vers-MedV) 43
Vertraulichkeit 85
Vorboten 23
Vorgesetzte 74
Vorzeichen 23

W

Wesensänderungen 77, 78
Winkelfehlsichtigkeit 61
Wirkungslose Therapieansätze 65
Work-Life-Balance 72
Wortfindungsstörungen 24

Z

Zauberpilze 63
Zivilisationskrankheit 21
Zolmitriptan 27, 41
Zusatzurlaub 45

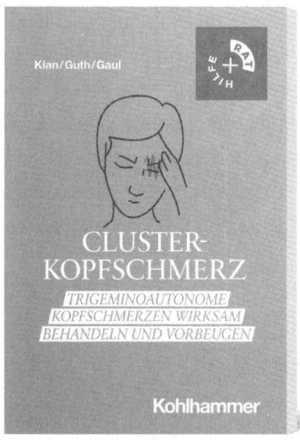

2023. 145 Seiten mit 14 Abb. und 1 Tab. Kart.
€ 25,–
ISBN 978-3-17-040326-0
Rat + Hilfe

Clusterkopfschmerz und andere trigeminoautonome Kopfschmerzerkrankungen sind durch wiederkehrende Attacken von einseitigen, intensiven Kopfschmerzen gekennzeichnet. Die Lebensqualität der Betroffenen ist meist stark beeinträchtigt und oft ist es schwierig, kompetente Behandler zu finden. Wie können Betroffene mit den Kopfschmerzattacken umgehen, diesen vorbeugen und auch mit der Erkrankung am sozialen Leben teilnehmen? Dieser Ratgeber stellt wirksame medikamentöse und verhaltenstherapeutische Behandlungsoptionen vor und bietet praktische Übungen für den Alltag. Betroffene erhalten umfassende Informationen und Hilfestellungen zur Krankheit und deren Bewältigung.

Auch als E-Book erhältlich.
Leseproben und weitere Informationen: **shop.kohlhammer.de**

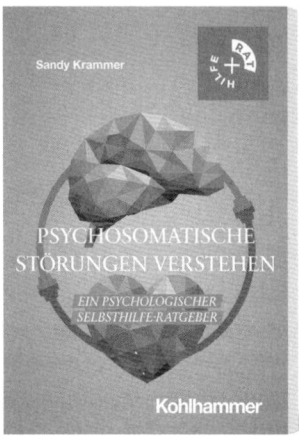

2023. 251 Seiten mit 8 Abb. und 1 Tab. Kart.
€ 34,–
ISBN 978-3-17-041428-0
Rat + Hilfe

„Das ist dann wohl psychosomatisch!" – Für viele Menschen, die unter körperlichen Symptomen scheinbar unerklärlicher Ursache leiden, steht diese Aussage am Ende einer Reihe somatischer Untersuchungen. Die therapeutischen Möglichkeiten sind damit jedoch lange nicht ausgeschöpft. Mithilfe dieses Ratgebers ergründen Betroffene die komplexen Zusammenhänge von Körper und Psyche. Neben verständlichen Informationen sowie zahlreichen anschaulichen Fallbeispielen vermittelt das Buch bewährte Strategien zum Umgang mit psychosomatischen Störungen. Behandelt werden u.a. Herz-Kreislauf-, Magen-Darm-, Haut- und Atemwegsprobleme, Schmerzen, pseudoneurologische Störungen, Probleme des Immunsystems und Essstörungen.

Auch als E-Book erhältlich.
Leseproben und weitere Informationen: **shop.kohlhammer.de**